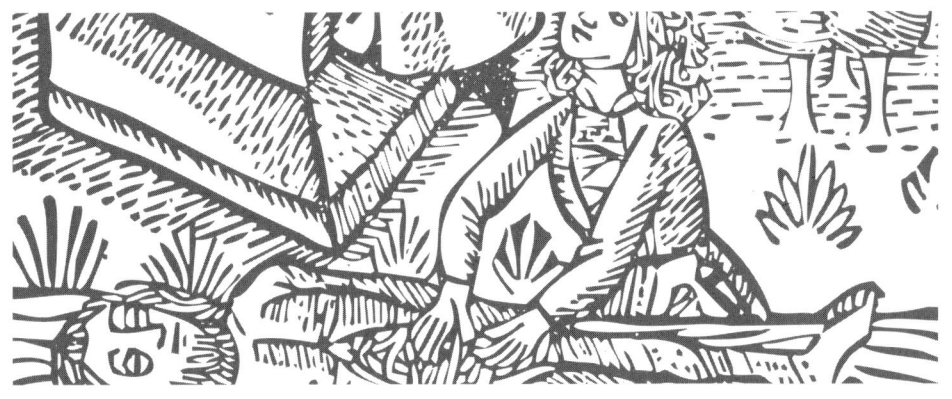

HISTOIRE DE LA CHIRURGIE 클로드 달렌 지음 | 김병욱 옮김

처음 만나는 외과학의 역사

파피에

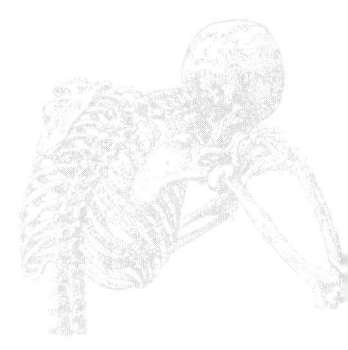

8. 알렉산드리아와 로마 _ 38

9. 비잔틴 _ 46

10. 아라비아 _ 49

11. 중세 _ 51

12. 르네상스와 17세기 _ 72

13. 18세기 _ 96

14. 프랑스 대혁명과 제정시대 _ 107

15. 1815년부터 1846년까지 _ 113

제2장 외과학의 혁명

1. 마취의 발견(1846년) _ 125

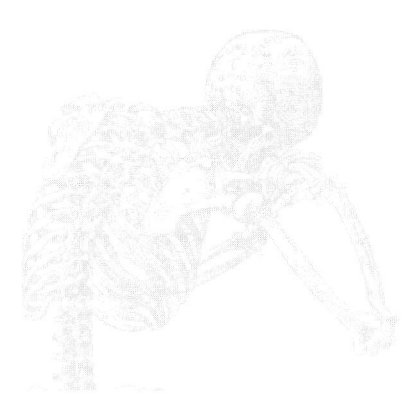

2. 소독법의 발견(1867년) _ 140

3. 무균법 _ 159

제3장 근대의 외과학

1. 개척자들 _ 169

2. 오늘날의 외과학 _ 189

3. 전문화 _ 211

♠ 한눈에 보는 외과학의 역사

1. 기원전~중세

히포크라테스
(B. C. 460~B. C. 356)

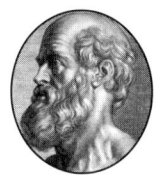

서양의학의 아버지.
의학을 주술에서
해방시켜 합리적인 의학의
시발점을 마련했다.

헤로필로스
(B. C. 340~B. C. 228)

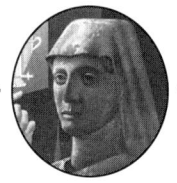

알렉산드리아의 의학자.
최초로 여러 사람 앞에서
인체를 해부했으며,
뇌가 신경의 중추임을 밝혔다.

코르넬리우스 켈수스
(? ~ ?)

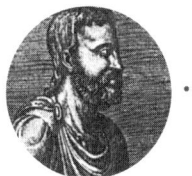

로마 시대의 의학 저술가.
'의사 중의 키케로', '로마의
히포크라테스' 등으로 불렸다.

투르 종교회의
(1163년)

"교회는 피를 싫어한다."
라고 선언하고 외과
의술을 야만행위로 규정.

길레르모 살리체티
(1201~1277)

이탈리아의 의사.
아불카시스 이후
계속 사용되던 인두를
칼로 대치했다.

몬디노 데 루치
(1270?~1326)

이탈리아의 해부학자.
최초의 권위 있는 해부학
관련서 『해부학』(1316)을
썼다.

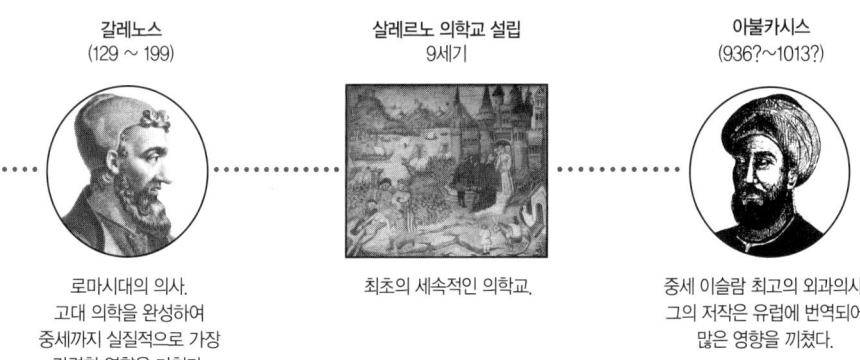

갈레노스
(129 ~ 199)

로마시대의 의사.
고대 의학을 완성하여
중세까지 실질적으로 가장
강력한 영향을 미쳤다.

살레르노 의학교 설립
9세기

최초의 세속적인 의학교.

아불카시스
(936?~1013?)

중세 이슬람 최고의 외과의사.
그의 저작은 유럽에 번역되어
많은 영향을 끼쳤다.

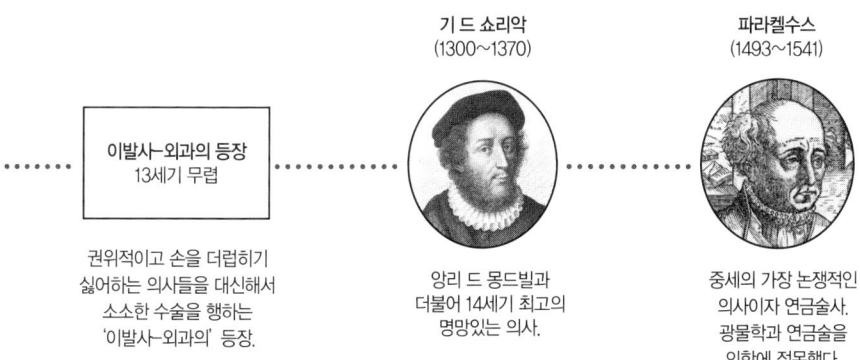

이발사-외과의 등장
13세기 무렵

권위적이고 손을 더럽히기
싫어하는 의사들을 대신해서
소소한 수술을 행하는
'이발사-외과의' 등장.

기 드 쇼리악
(1300~1370)

앙리 드 몽드빌과
더불어 14세기 최고의
명망있는 의사.

파라켈수스
(1493~1541)

중세의 가장 논쟁적인
의사이자 연금술사.
광물학과 연금술을
의학에 접목했다.

서문

 외과학은 수(手)작업에 의한 치료(외과학chirurgie은 '손'을 뜻하는 그리스어 '케이로스kheiros'와 '작업'을 뜻하는 '에르곤ergon'이 합해져 만들어진 말이다)를 목적으로 하는 의학의 한 분야라고 정의할 수 있다.
 지금도 여전히 유효한 이 정의의 기원은 그리스의 의사였던 히포크라테스까지 거슬러 올라간다. 하지만 외과의가 내과의와 확실하게 구분된 것은 16세기에 이르러서의 일이다. 그 이전에는 내과의가 긴급을 요하는 수술이나 치료를 직접 행했다.
 그 후 의사(내과의)는 이 일을 신분이 낮은 이발사들에게 맡겼다. 하지만 이러한 분업에 마찰이 없지는 않았다. 의사들은 자신들이 경멸하던 이 '이발사 – 외과의'들을 더 이상 경멸하지 않는 대신 그들에게 복종을 요구했던 것이다. 그러다 16세기에 이르러 외과

명 외과의에 의한 것이었으나, 그 밑바탕에는 파스퇴르라는 한 화학자의 업적이 있었다.

통증과 감염을 극복하게 된 외과의들은 자신들의 눈앞에 돌연 무한한 가능성이 펼쳐지고 있음을 알아차린다. 그들은 거기에 열정적으로 뛰어들었고, 마치 신세계를 정복해 들어간 콘키스타도르*들처럼 먼 미지의 영역까지 한 걸음씩 점진적으로 탐험해 들어갔다. 물론 이 정복 과정에 실패가 따르지 않았던 것은 아니며, 외과학이란 것이 인체를 과연 어느 정도까지 절개하고 봉합할 수 있는가 하는 가능성만으로 요약되는 것은 아니라는 사실도 확인하게 된다.

외과학은 일찍이 히포크라테스가 2400년 전에 말했던 것, 즉 '인간이라는 유기체는 항구적인 균형이며, 수술 행위는 이 균형을 위협하고 해친다'는 점을 깨닫게 되었던 것이다. 혁신의 제3기에 접어든 오늘의 외과학이 매달리고 있는 문제는 바로 이 불균형을 이해하고 통제하는 일이다. 아주 거창한 과업이라고 할 수는 없지만, 어쩌면 가장 풍요로운 결실을 안겨줄 일이라고도 할 수 있을 것이다.

이미 40여 년 전부터 외과학은 끊임없이 진보해왔으며, 특히 마취법과 소생술 분야에서 많은 진보를 이루었다. 물론 외과학은 앞으로도 계속 진보해 나가기는 할 것이다. 그러나 고유한 의미에서

---

* 16세기에 페루와 멕시코를 정복한 에스파냐인들.

의 혁신의 시기는 끝났다고 할 수 있으며, 그것은 3세대에 걸친 작업이었다.

아주 간략하게 되돌아본 외과학의 발전사는 이상과 같다. 이렇게 보면 외과학 역시 오랜 동면 끝에 문득 흥분하여 잠에서 깨어난 다른 많은 과학 분야들과 같은 방식으로 진보해온 듯하다. 물론 그렇다고 외과학을 순수 과학으로 간주할 수 있다는 얘기는 아니다. 종종 사람들은 이런 질문을 던진다. 외과학은 기술인가 과학인가? 외과학은 양쪽 모두와 관계가 있다. 하지만 외과학은 무엇보다도 우선 하나의 직업이다. 아주 오랜 기간에 걸쳐 기술을 습득해야 하는 직업인 동시에, 인간의 신체를 대상으로 삼고 치료를 목적으로 한다는 점에서 고귀한 직업이기도 한 것이다.

외과학의 역사를 간결하게 소개한 이 책에서 우리는 외과학의 변천을 이끈 주요 흐름들을 파악하는 데 주력했다. 많은 세부사항들과 많은 고유명사들이 생략되었다. 그러나 핵심적인 내용만큼은 놓치지 않은 책이길 희망한다.

외과학의 역사를 다룬 책은 거의 없다고 할 수 있다. 하지만 외과의들(R. 르리슈[1], J. 피올)이 쓴 많은 회고록과 외과의들에 관한 전기(傳記), 그리고 P. 르센이 쓴 훌륭한 저작인 『외과학의 변천』[2] 이

---

[1] R. Leriche, Mémoire de ma vie morte, Seuil, Paris, 1950.
[2] P. Lecène, L'éolution de la chirurgie, Flammarion, Paris, 1923.

외에도, 포르그와 부셰가 편찬한 『의학의 역사』에 수록된 위아르와 오르멕의 대(大)논문들에서 우리는 외과학의 역사를 발견할 수 있다.

제1장
고대의 외과의술

1. 선사시대

미국 스미스소니언 연구소에 따르면 이라크의 자그로스 산맥에서 발견된 인골은 약 4만 5천년 전(네안데르탈인의 시대)의 것으로, 오른팔에 절단의 흔적이 있다고 한다. 그것이 사실이라면 지금까지 발견된 인체 외과시술의 첫 예라 할 수 있을 것이다.

이 보고는 비판의 대상이 되었다. 왜냐하면 인류가 행한 최초의 외과 행위는 두개절제술로 여겨지고 있었기 때문이다. 물론 선사시대의 유물이 많지 않기 때문에 당시에 행해진 외과 행위가 두개절제술뿐이었는지는 알 수 없다. 다른 외과 행위도 이미 행해지고 있었다고 생각할 수도 있다.

지금 이 시대에도 두개절제술을 행하고 있는 몇몇 원시부족이 있는데, 예를 들면 비스마르크 제도의 원주민들이나 아메리카 인디언인 토라후마레족이 그렇고, 아주 최근의 경우로는 알제리 오레스 산지의 테비브족을 들 수 있다. 그런데, 그런 시술들은 동등한 수준의 문명권에서 다른 외과 행위들과 함께 이루어지고 있다. 이를테면 오스트레일리아의 일부 부족은 점토를 두껍게 발라 골절을 굳히는 방법(석고를 사용하는 오늘날의 방법을 예시한다고 말할 수 있을 것이다)을 알고 있고, 탐험가 펠킨은 1879년에 우간다의 두메산골에서 제왕절개를 목격한 바 있다.

"절개된 선사시대의 두개골"들은 현재까지 다수 확인되었으며, 다음과 같은 몇 가지 점들을 분명히 알 수 있게 해준다. 먼저, 천두술(穿頭術, 두개골에 구멍을 뚫는 기술)이 두개골 상부의 모든 지점에서 이루어진다는 점, 그리고 구멍의 크기는 다양하며 지금까지 발견된 것 중에서 가장 큰 것은 13cm×10cm나 된다는 점, 때로는 구멍이 여럿인 경우도 있으며, 어른보다는 어린아이나 청년에게 행해진 경우가 훨씬 더 많다는 점 등이다. 그중에서도 가장 중요한 것은 이 천두술의 몇몇 경우는 분명히 살아 있는 사람을 상대로 이루어졌다는 점이다. 말하자면 수술을 받은 것인데, 구멍 주위에 형성된 뼈의 아문 흔적이 이를 증명해주고 있다.

이러한 수술의 목적에 관해서는 설이 분분하다. 어떤 이들은 그것을 치료를 목적으로 한 행위로 믿고자 했다. 천두술이 경련이나 간질 발작, 더 나아가 여러 가지 두통이나 두개골 골절을 치료할 목적으로 이루어졌으리라는 것이다. 한편 그것을 형벌의 흔적으로 보는 이들도 있다.

오늘날에는 그것이 주술과 관계된 행위였다는 것이 정설이다. 오늘날의 우리가 행하는 논리적이고 경험적인 추론은 당시 사람들에게는 전혀 생소한 것이었다. 예를 들어, 어느 동료가 화살에 맞아 죽으면 그들은 동료가 화살 때문에 죽은 것이 아니라, 적 부족의 전사가 날린 저주와 주술 때문에 죽은 것으로 여겼다(이는 지금도 오스트레일리아나 페루의 일부 부족들에게서 확인할 수 있는 사실이다). 그러므로 천두술은 어린아이나 청년의 신비적 통과의례나 주술적인 목적으로 행해진 잔혹하고도 고통스런 손상행위였던 것이다. 이보다 훨씬 더 유혈이 낭자한 요도절개(미카3))나 포피절제 같은 행위들도 마찬가지였다.

얼핏 보기에는 외과적 처치인 듯하지만 그런 의도가 아닌 이 행위들을 주술 이외의 것으로 해석하는 것, 특히 그것들을 위생학 또는 치료학적으로 해석하는 것은 "오늘날에는 마땅히 방법론적 오류로 간주되어야 하며, 따라서 지지할 수 없는 생각으로 거부되어야 한다."(르센)

2. 중국

고대 중국에는 외과의술이 거의 없었다고 할 수 있다. 이는 이 나라에서는 의술이 다른 나라들에서와는 전혀 다른 길을 걸었던 데에 따른 것으로 설명된다. 중국에서는 기술(記述) 해부학에 눈을 돌리는 일 없이 순수하게 경험적 기술만이 이루어지고 있었고, 더구나 사람들이 인체를 절단하고 피를 흘리는 일을 꺼렸으므로 외과의술에 완전히 무지한 상태로 남게 되었다.4)

물론 '필요'에 의해 해야만 하는 외과행위는 분명히 존재했다.

---

3) 오스트레일리아 원주민들의 행위.
4) 사실은 중국에서도 이미 후한 시대에 화타(136?~207)가 외과 수술을 행하고 있었다.

골절이라든가 창, 화농, 치질 등의 증상들을 예시하고 분류한 서적들5)에 기재되어 있다. 이런 상태가 18세기까지 계속되는데, 최초의 저작은 한(漢) 시대(기원전 202년~기원후 220년)까지 거슬러 오른다.

19세기에 이르렀을 때, "왕청임(王淸任, 1768~1831)과 당종해(唐宗海, 1851~1908) 등이 중국의 외과의술에 서양의 해부학적 기초를 끌어들이려고 노력했으나 실패로 끝났다"(위아르와 황광밍黃光明)6). 중국에서는 1948년에 이르러서야 마침내 외과학이 뿌리를 내렸다.

3. 인도

인도의 외과의술 역시 독자적으로 발전했지만, 발전이 전혀 다른 방향으로 이루어졌고 또한 훨씬 더 창조적이었다. 인도의 외과의술이 그리스의 알렉산드리아에서 들어왔는지, 아니면 서로 영향을 주고받았는지는 알기 어렵다. 하지만 어느 쪽이 먼저였는지는 별로 중요하지 않다. 무엇보다 주목해야 할 것은 인도의 외과의술이 고대의 가장 완성된 의술들 가운데 하나였다는 점이다. 그렇게 판

---

5) 『상한(傷寒)론』, 『중장(中藏)경』 등의 서적을 가리킨다.
6) P. 위아르, 황광밍 공저, *La Médecine chinoise au cours des siècles*, Roger Dacosta, Paris, 1967.

단할 수 있는 근거로는 챠라카(1세기)의 저술과 수스루타(5세기)의 저술을 예로 들 수 있다. 특히 수스루타의 저술을 보면 실천적 교육이 중시되었음을 잘 알 수 있다.

저서에서 그는 "책 밖에 모르는 학생은 백단나무를 등에 짊어진 당나귀와 같다. 무게는 느끼지만 그 참된 가치는 모른다."라고 적고 있다. 또한 외과 수련생들은 동물이나 식물에 관해서도 배우고 매우 세밀한 해부(붓꽃 줄기의 절개라든가 잎맥의 해부 등)도 했던 것 같다. 또한 당시에 사용되던 많은 도구들에 대한 서술도 있다. 무려 121가지나 되는 도구들을 열거한 후에 수스루타는 "그러나 뭐니뭐니해도 가장 훌륭한 도구는 바로 외과의의 손이다."라고 덧붙이고 있다. 그리고 마취효과가 있는 사리풀*이나 인도 대마가 마취제로 사용되고 있었다(버턴)7).

이런 지식들은 그들에게 많은 가능성을 제공했을 것으로 생각된다. 실제로 어떤 수술들이 행해졌는지에 대한 정보는 극히 적지만, 골절이나 창상, 농상은 물론 표피성 종상이나 헤르니아**, 제왕절개, 회음절개 등도 행해졌던 것 같다. 특히 성형외과 분야는 인도에서 고도의 완성도를 보이고 있었다. 그 가장 좋은 예가 오늘날에도 인도식 이름으로 불리고 있는 코의 성형수술, 즉 조비술(造鼻

---

* 가짓과의 일년초 또는 이년초. 잎과 씨에 맹독이 있어 마취제 따위로 쓰인다.
7) 영국의 마취의.
** 소장이나 대장 또는 다른 내장이 복막에 싸인 채 복강 밖으로 나옴, 또는 그러한 병증. 탈장이라고도 한다.

術)이다. 당시에 코를 깎아버리는 행위는 전쟁 포로들에게 종종 가해지던 형벌이었다. 코의 복원을 위한 성형수술은 아주 정교하게 이루어졌다. 즉, 나뭇잎에다 코 모양에 맞는 모델을 미리 재단한 다음 이마에 댄다. 그리고는 이마의 피부를 형태에 맞게 자른 다음 그 피부 조직을 180도 뒤집어서 콧구멍이 되는 두 개의 튜브 위에 씌워서 봉합한다. 그런 다음 피부 조직이 이마와 연결되어 있는 부분은 3주 뒤에 잘라냈다.

4. 콜럼버스 이전의 아메리카 대륙

16세기에 아메리카 대륙에 상륙한 스페인 수도사들은 광적으로 우상을 파괴하는 과정에서, 그 사라져버린 대문명국들의 의학 수준을 가늠하게 해줄 대부분의 자료들 역시 파괴해버렸다.

하지만 적어도 두 종족, 즉 페루의 잉카인들과 멕시코의 아즈텍인들에 관한 한, 그들의 의학 수준이 어떠했을지 짐작할 수 있는 자료가 약간은 남아 있다. 그 자료들에 따르면 그들은 꽤 진보된 의술을 행하고 있었던 것 같다. 신의 가호를 비는 주술 행위들과 함께 많은 약초들을 치료에 사용했다.

외과의술의 경우, 그들은 골절을 최소화하는 데 능했고, 사사리스(로아사과의 식물로 학명은 '멘트젤리 아스페라')와 다른 여러 식물의 뿌리로 만든 일종의 고약과 부목(副木)의 도움으로 골절을 고정시키는 데도 능했다. 마르면 굳는 이 고약은 오늘날의 석고에 해당하는 역할을 했다. 보름쯤 지나면 마른 고약은 저절로 떨어져 나갔다. 또한 외과의들은 상처를 봉합할 줄도 알았는데, 봉합용 실로는 머리카락을 이용했던 것 같고 상처에 염증이 생기면 망설임 없이 처음부터 다시 봉합했다.

그들은 수술 때 환자의 감각을 마비시키고자 했다. "마취효과를 가진 식물을 이용해서 환자들이 고통을 느끼지 않게 하려고 했다."고 라푸르 박사는 말한다. 아마도 그것은 아즈텍인들이 즐겨 사용하는 페요*였을 것이다.

의사라는 직업은 널리 인정받고 존경받았으나 그러한 존중은 의술을 행하는 이들에게 유능해야 할 의무를 부과했다. 토르케마다**의 보고에 따르면 미츄아칸의 수장의 장례 때 "수장을 치유하지 못한 의사 몇몇을 병을 치료하는 데 실패한 벌로" 사망한 수장의 무덤에 함께 묻어버렸다고 한다.

그 의사들은 치료의 신 인틀리톤이라든가 특히 의학의 신 아노모코치팍토날과 틀라테퀸쇼치카우카 같은 수호신들의 가호를 얻지 못했던 것이다.

---

* 환각제를 추출하는 멕시코산 선인장의 일종.
** 1420~1498, 스페인의 종교심문관.

5. 수메르와 칼데아

이 지역에서의 의술이 어떠했는지를 판단할 수 있게 해주는 자료는 더욱 적다. 이 지역에서는 의술이 초자연의 영역에 속했던 것 같다. 칼데아 사제들이 흔히 내장을 사용하여 점을 쳤다는 사실은 내장의 해부학적 구조를 잘 알 수 있게 하는 계기가 되었을 것이다 (예를 들면 간은 미래를 점치는 데 있어 중요한 장기였다).

물론 이를 바로 외과수술과 연결할 수는 없다. 당시 의사들은 불확실한 수술은 하지 않았다. 의사들이 받는 보수와 책임은 법으로 정해져 있기까지 했다. 함무라비 법전(기원전 2000년)에 실려 있는 다음과 같은 내용이 그 증거다.

> 의사가 청동 메스로 상처를 치료하여 환자가 나았을 경우, 또는 의사가 청동 메스로 백내장을 치료하여 환자가 나았을 경우, 의사는 10시켈의 은을 받는다. (125조)

> 의사가 청동 메스로 자유인의 상처를 치료하다가 환자를 죽음에 이르게 했을 경우, 또는 의사가 청동 메스로 자유인의 백내장을 치료하다가 시력을 잃게 했을 경우, 의사는 두 손이 잘린다. (218조)

6. 이집트

우리가 수집할 수 있었던 몇몇 자료들에 따르면 외과의술이 고대 이집트에서는 상당히 중시되었던 것 같다.

벽에 그려진 훌륭한 그림이나 조각들에서는 이따금 환자들의 모습을 찾아볼 수는 있으나 외과의술에 관한 것은 전혀 찾아볼 수 없으며, 세 종류의 파피루스(브루슈 파피루스, 에베르스 파피루스, 스미스 파피루스)를 통해 지극히 단편적인 지식을 얻을 수 있었을 뿐이다.

기원 전 1500년으로 거슬러 올라가는 에베르스 파피루스는 내용 정리가 매우 혼란스러운데, 특히 치료법에 관한 기록을 담고 있다. 특히 창상과 화상, 목의 종기 치료와 관계된 내용이 씌어 있다. 이에 비하면 스미스 파피루스는 상당히 흥미롭다. 이 파피루스가 언제 만들어졌는지 확실하게 추정하기는 어려우나(기원전 1800년경), 인체 전체를 체계적으로 서술하는 외상 병리학(창상, 탈구, 골절, 타박) 관련 원고의 일부임에 틀림없다. 전부 48가지 사례가 현재까지 전해지는데, 증상의 분석이나 소견의 추론, 예후의 판정 등에서 주목할 만하다. 소견은 언제나 상투적이긴 하지만, 이따금 주해가 딸려 있다.

예를 하나 들어보자.

사례 21. – 관자놀이 열상에 관한 지침. 환자의 관자놀이에 열상이 있고, 그것이 눈에 띄게 종창을 동반하며, 코와 열상이 있는 쪽 귀에 출혈이 있고, 그로 인해 환자가 남의 이야기를 듣는 데 고통스러워한다면 이렇게 말해야 한다. "환자는… 관자놀이에 타박에 의한 열상이 있고, 코와 귀에서 출혈을 하고 있다. 나는 이 재앙과 싸울 것이다."

이 문장을 읽으면 우리의 머릿속에는 곧바로 표피성 혈종과 관자놀이 뼈의 골절을 동반한 두개골 손상이 떠오른다.

이 경우에는 진단이 "나는 이 재앙과 싸울 것이다."라고 내려져 있으나, 희망이 없는 경우에는 "나는 이 재앙에 대해 아무 것도 할 수 없다."라고 내려진다. 이렇듯 관찰은 훌륭하나 불행히도 구체적인 치료법이 제시되는 경우는 드물다. 하지만 찜질이라든가 붕대 처치법이 이따금 언급되고 있다. 그리고 치료를 할 때는 대개 주문이 수반되었다.

이집트인들의 관찰력이 뛰어났음에는 의심의 여지가 없다. 시체를 보존하는 풍습 덕택에 아마도 그들은 아주 폭넓은 해부학적 지식을 갖고 있었을 것이다. 내장해부학은 그리스인들에 의해 큰 진보가 이루어졌으나, 사실 이 진보는 그들이 이집트의 알렉산드리아까지 원정한 이후의 일이다. 하지만 당시 이집트에서 행해지고 있던 치료법 자체는 당시 일상적으로 행해지던 주술과 경험주의의 한계를 벗어나지 못했던 게 분명하다.

7. 그리스 : 히포크라테스

히포크라테스는 위대한 개혁자다. 그는 의학이 나아가야 할 새로운 방향을 처음으로 제시하여, 오랜 세월이 지난 지금도 우리가 계승하고 있는 새로운 길을 열어놓았다. 그는 의학을 주술의 영역에서 이성의 영역으로 옮겨놓은 장본인이다.

기원 전 5세기 이전의 그리스 의술은 당시의 다른 나라들의 의술과 마찬가지로 경험주의적이고 주술적인 것이었다. 호메로스의 시가 이를 잘 증명해준다. 『오디세이아』 제19가(歌)를 들어보자. 아우톨리쿠스*의 관저에서 벌어진 사냥 중에 오디세우스가 산돼지의 공격을 받아 상처를 입는다.

> "그들(아우톨리쿠스의 아들들)은 신들처럼 완전무결한 오디세우스의 상처를 정교하게 꿰맸고 주술로 검은 피의 흐름을 멈췄다."

이러한 시각은 오늘날의 우리가 보기에는 참으로 우습게 여겨지지만, 그러나 당시 히포크라테스가 그러한 믿음들을 뒤집기 위해

---

* 그리스 신화에서 헤르메스의 아들. 유명한 도둑으로, 아르고호를 타고 황금양털을 구하러 간 50명 중의 한 사람.

어떻게 싸웠을지는 상상조차 하기 어렵다. 기원전 460년에 코스 섬에서 태어난 히포크라테스는 테살리아에서 의업에 종사했다. 그는 여행을 많이 했으며, 특히 소아시아*와 이집트까지 여행했다. 또한, 코스 섬으로 돌아온 뒤에는 의료센터를 창립하고 개선하면서 죽을 때까지 거기서 교육에 헌신했다. 그는 1백 살 이상까지 장수한 것 같다.

방대한 『히포크라테스 전집』의 저자는 히포크라테스일까? 알렉산드리아 도서관이 소장하고 있는 이 전집은 기원전 3세기의 것이라고 하며, 총 72권에 이르는 방대한 양이다. 역사가들의 의견은, 전집에 전체적인 일관성이 없다는 점으로 미루어 여러 저자들이 원본을 모아 편집한 것이라는 데에 일치하고 있다. 히포크라테스 자신이 이바지한 몫이 정확히 어느 정도인지는 알기 어렵다. 하지만 그런 세부적인 사실은 절대적으로 중요하지는 않다. 무엇보다 중요한 것은 이 전집 안에서 획기적인 새로운 정신을 발견할 수 있다는 점이다.

이 『히포크라테스 전집』에는 외과의술에 관한 기술은 그리 많지 않다. 6장으로 구성되어 있다. 관절(가장 완전한 장이다), 골절(또는 지레의 장), 두부외상, 일반외상, 치질과 치루, 의사와 약국의 장(章) 등이다.

이러한 단순 열거만으로도 우리는 히포크라테스가 남달리 여러

---

* 지금의 터키가 있는 지역. 아나톨리아라고도 한다.

가지 새로운 기술적 발견을 이루었던 것은 아님을 알 수 있다. 이런 질환들은 이미 이전부터 알려져 있었고 치료도 행해지고 있었다. 더욱이 어떤 면에서 히포크라테스는 겁쟁이로 여겨지기도 한다. 그는 아주 긴급한 경우에 한해서만 외과의술을 용인하고 있다. 그러므로 여기서 그 장들을 일일이 살펴볼 필요는 없을 것이다.

하지만 몇몇 세부 내용들은 놀랍다. 이를테면 치질을 다룬 장에서 치질의 원인을 경험주의적이 아니라 순수하게 이론적인 입장에서 생각하고 있는 점이 그렇다. 또한 질환들의 치료법과 진단이 세밀한 부분까지 관찰되고 분류되어 있다. 예를 들면 어깨 탈구의 경우 여러 가지 처치법이 아주 명확하게 제시되어 있으며 그 설명은 오늘날까지도 유효하다.

이제 우리는 히포크라테스가 어째서 개혁가인지 알게 되었다. 그

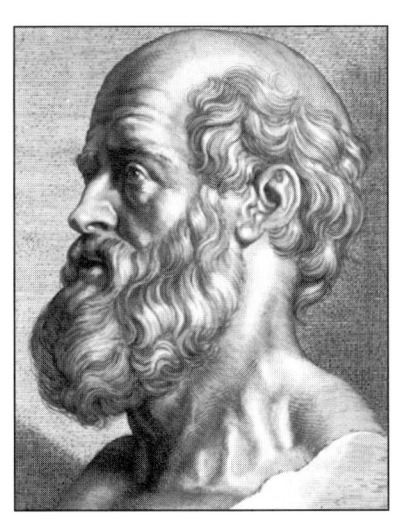

히포크라테스(기원전 460~기원전 356).
그리스의 의학자. '의학의 아버지'로 불린다. 마술이나 초자연이 아닌, 과학정신을 의학에 끌어들인 최초의 인물. 인체의 생리나 병리를 체액론에 근거하여 사고했고 '병을 낫게 하는 것은 자연이다'라는 설을 치료 원칙의 기초로 삼았다. 휴머니즘에 입각한 의술의 실천으로 현재에 이르기까지 존경받고 있다.

는 과학정신을 의학에 끌어들인 최초의 인물이다. 질환의 증상들을 이론적인 입장에서 해석하고 설명했다. 경험주의적이거나 주술적인 원인들은 부정되었다. 이를 특히 잘 나타내주는 것이 바로 간질에 대한 히포크라테스의 태도이다. 그는 이 "성스러운 병"에 관한 한 소론에서, 이 성스러운 병(간질)은 뇌의 부분적 장애가 원인이라고 진술하고 있다. "간질에 걸린 산양의 두개 해부가 증명하듯이" 뇌의 장애가 바로 간질의 원인이라는 것이다. 그는 이 특별한 사례에서 출발하여 "어떤 병도 다른 병에 비해 더 신성하거나 더 인간적이지 않다. 병은 제각각 원인이 있고, 원인이 없으면 병이 될 수 없다"라고 일반화한다.

이렇게 하여 많은 신비적 전통이 파괴되었고, 나아가 주술이나 주문에 부여되고 있던 치료학적 가치가 부정되었다. 인간적 관점에서 거대한 혁신이 이루어진 것이다.

다음으로 꼽을 수 있는 히포크라테스의 공적으로는 환자를 진찰할 때의 체계적 사고방식을 들 수 있다. 그는 의학적 증상들을 연구하는 데에 상상이나 임의적인 이론을 전혀 끌어들이지 않았다. 이 정신이 가장 잘 나타나 있는 것이 골절의 장이다. 뼈의 지레 역할과 관절의 작용 체계를 바탕으로 골절이 기능적으로 설명되어 있다.

당시 그리스인들은 신체단련과 조형예술을 중시하고 있었기에 형체에 대한 자신들의 해부학적 지식을 다른 누구보다도 뼈의 병리학에 잘 응용할 수 있었다. 골절 치료에는 이 기능적 사고방식이 영향을 끼치고 있다. 「골절론」에는 붕대는 물론 여러 가지 절묘한 기구들에 대한 설명이 풍부하다.

끝으로 히포크라테스는 의술을 실천하는 데에 있어 대단히 고결한 휴머니즘을 보여주었다. '무엇보다도 우선 손상을 입히지 않아야 한다(Primum non nocere)'는 것이 그의 주장이었다. 손상을 입히지 않아야 한다는 이 바람 때문에 그는 우리 눈에 겁쟁이로 비칠 수도 있었다. 사실 그는 특정 종류의 수술들, 특히 방광의 적출을 경계했다.

이 경계에 다른 많은 경계들이 덧붙여진다. 즉, 의사는 부인들 또는 젊은 아가씨들 앞에 서거나 귀중한 물건들에 둘러싸여 있게 될지라도 자기 자신을 확고하게 통제할 수 있어야 한다는 것. 또한 의사는 너무 엄격해도, 너무 명랑해도 안 되며, 특히 행동이 의심을 사는 일이 있어서는 안 되고, 함부로 입을 놀리지 않고 침묵할 줄 알아야 한다는 것 등. 이러한 '조언'은 오늘날까지도 살아 있는 「히포크라테스 선서」를 이루고 있다. 그리고 행동에 있어서의 이러한 성실함은 자신의 실패를 시인하기를 두려워하지 않는 과학적 성실함과 결합되어야 하는 것이었다.

체계적이고 이론적인 관찰, 행동에 있어서의 성실성과 과학적 성실성, 병의 원인이나 치료에서 초자연적인 것을 전적으로 배제하는 탈종교적 정신. 바로 이런 것들이 히포크라테스가 의학 분야에 이바지한 지대한 몫이다.

히포크라테스는 인간은 조화를 이루고 있는 종합체라는 비범한 인식에 이르고 이를 바탕으로 모든 것을 생각했다. 인간에 대해 그는 이렇게 말한다.

"이 체계에는 하나의 목적, 하나의 노력이 있을 뿐이며, 몸 전체가 거기에 참여한다. 모든 부분들은 몸 전체에 종속되어 있고, 또한 몸 전체는 각 부분에 종속되어 있다…. 완전한 건강을 이루는 것은 전체의 조화이다."

8. 알렉산드리아와 로마

히포크라테스는 의학의 새로운 길을 열었고, 그의 방법론은 훌륭했다. 그러나 그 후 여러 세기가 지나는 동안 의학은 길을 잃고 후퇴하게 된다. 작업 방법은 제시되었지만 구체적인 대상들이 전혀 발견되지 않았던 것이다.

외과학은 해부학과 생리학과 병리학의 필수지식들 없이 자체만으로는 진보가 불가능하다. 그런데 이 학문들에 대한 연구가 필요하다고 판단되고 또한 종교적, 주술적 금기들로부터 해방되기까지는 실로 오랜 세월이 걸리게 된다. 19세기에 이르러서야 겨우 해방되기에 이르지만 그래도 모든 편견에서 완전히 자유로워진 것은 아니었다. 주술적 치료행위는 물질주의와 정밀과학이 널리 보급된 금세기에조차도 여전히 강력한 힘을 발휘하고 있다.

그렇긴 하지만 의학의 새로운 출발은 이미 시작되었고, 그리스 문명이 그 원동력이 되었음은 물론이다.

히포크라테스는 기원전 356년에 사망했다. 그 후 6세기 동안 문명의 두 중심, 즉 알렉산드리아와 로마가 주도권을 공유했다.

(1) 알렉산드리아

알렉산드리아는 예수의 등장 이전 3세기 동안 최고도의 문명을 구가한 문화 중심지였다. 아테네인들의 유산을 물려받은 곳이 바로 거기였다. 과학이 존중되었고, 프톨레마이오스 필라델푸스 2세가 유명한 알렉산드리아 도서관을 건립한다. 장서가 70만 권에 이르게 된 이 도서관에, 가필이 더해지고 주석이 붙은 히포크라테스의 저작들이 소장된다. 이 저작들의 영향을 받아 먼저 해부학이 첫걸음을 내딛는다.

두드러지는 인물로는 헤로필로스(기원전 340년생)와 에라시스트라토스(기원전 330년생)를 꼽을 수 있다. 헤로필로스는 전립선, 십이지장, 설골(舌骨) 등에 관해 서술하고 있다. 눈에 관한 그의 해

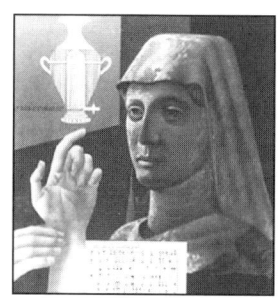

헤로필로스(기원전 340~기원전 228)
알렉산드리아에서 활동한 의학자. 최초로 여러 사람 앞에서 인체를 해부한 사람이기도 하며, 해부를 통해 뇌가 신경의 중추임을 밝히고 뇌가 지성이 자리하는 곳이라고 했다. 후부의 4개의 대동맥이 합류하는 부분을 오늘날에도 '헤로필로스의 포도 짜는 그릇'이라 부른다.

부학적 연구는 대단히 상세하다. 한편 에라시스트라토스는 중추신경조직 해부에 성공하여 신경과 힘줄을 명확하게 구분했다. 이 두 사람이 인체 생체 해부를 했다든가 이집트 왕의 허가를 얻어 사형수를 해부했다는 등의 이야기까지 전해지고 있다. 이에 관한 사실 여부를 확인할 수는 없지만, 어떻든 이집트인들의 방부시체 보존 습관이 매우 중요한 역할을 했던 것은 분명한 것 같다.

당시 알렉산드리아 학파는 소아시아에도 많은 거점을 확보하고 있었으며, 그리하여 의학은 도처에서 발전했다. 구체적인 이름은 전해지지 않고 있지만 당시의 외과의들이 이전에 비해 훨씬 대담한 치료를 행했던 것은 분명한 것 같다. 가장 저명한 이는 코르넬리우스 켈수스다. 그의 저작 제 7권과 제 8권에 기술되어 있는 몇몇 수술의 경우, 그가 실제로 그런 수술을 행했는지 어떤지는 알 수 없다.

당시의 다른 사람들처럼 켈수스 역시 글로만 알려져 있을 뿐이

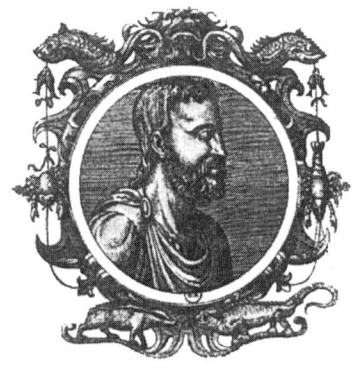

코르넬리우스 켈수스(?~?).
'의사 중의 키케로', '로마의 히포크라테스' 등으로 불린 의사. 농업·무술·수사학·철학·법률·의학 등에 관한 백과사전을 펴냈으나, 현재는 의학 부문만이 전해온다. 「의학」은 현재 가장 정교한 의학 고전 중의 하나로 여겨진다.

다. 어쩌면 그는 단순한 편찬자에 불과했는지도 모른다. 그러나 적어도 당시의 외과의가 해낸 것을 꽤 완전하게 그려내고 있다. 거기에는 창상과 골절과 탈구 등에 대한 히포크라테스적 치료 개요뿐만 아니라, 여러 가지 눈수술, 사마귀나 음낭수종, 정맥혹 등의 치료, 방광의 절개(히포크라테스가 거부했던), 몇몇 성형수술, 복부의 열상 등에 관한 기술이 있다. 각 장마다 정확하고 상세한 기술이 많고 치료법도 뛰어나 오늘날에도 종종 사용되는 방법들이다.

이상에서 보듯, 당시 외과학은 대단한 가치를 지니고 있었으며, 알렉산드리아와 소아시아가 그 주된 역할을 담당했다.

(2) 로마

로마에서는 오랫동안 의학의 독립이 방해받고 있었다. "로마에서는 의사라는 직업이 고귀한 것으로 인정되는 일이 거의 없었다."라고 고대 로마의 박물학자인 플리니우스는 말하고 있다. 노예계급 출신이 아닌 자가 의사가 되는 일은 거의 없었다. 대부분의 외과의는 의사라는 직업만으로는 생계를 꾸려갈 수 없었다. 게다가 존경받지도 않았고, 노예 신분에서 해방된 이는 극소수였다.

마르티알리스*에 따르면 때로 외과의는 자신의 직업을 버리고 검투사나 시체 운반자가 되기도 했다고 한다. "그런 일은 의사 일과 다

---

* 고대 로마의 풍자시인. '리아우르스는 예전에 의사였다 / 그러나 지금은 장의사 / 장의사로서 그가 하고 있는 일은 의사 때 하던 일과 마찬가지다.' 라며 의사를 풍자하는 시를 썼다.

를 바 없는 일이다."라고 그는 경멸조로 덧붙이고 있다.

물론 의사들 중에는 명성을 크게 떨치고 상당한 부를 축적한 이들도 있었지만, 도덕적으로 의심스런 축재인 경우가 많았던 것 같다. 이 혼란한 시대를 밝게 조명해주는 두 가지는 바로 갈레노스라는 빼어난 인물과 군대의 외과조직이다.

A) 갈레노스에 대해서도 우리는 켈수스에 대해 가졌던 의구심을 떨쳐버릴 수 없다. 그의 저작은 대단히 중요하며, 그 후 의학은 몇 세기 동안이나 갈레노스의 영향 아래에 놓여 있다가 18세기에 이르러서야 비로소 벗어나게 된다.

갈레노스는 그저 허영심이 강한, 과대망상증이 있는 편찬자에 지나지 않는다고 말하는 이들도 있다. 하지만 그것이 남의 것을 빌려

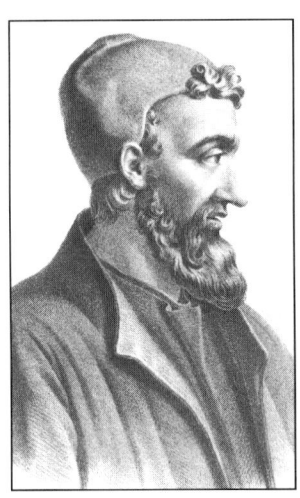

갈레노스(Claudios Galenos, 129 ~ 199).
소아시아 페르가몬 출신의 의사이자 해부학자. 그리스 의학의 성과를 집대성하여 방대한 의학체계를 만들어냈고, 이것은 이후 약 1400년 동안 유럽 의학을 지배했다. 서양 의학의 상징적인 인물은 히포크라테스지만, 실제로 가장 영향력을 행사했던 이는 갈레노스라고 할 수 있다. '온화하다' 라는 뜻의 이름과는 반대로 논쟁을 좋아하는 성격이었다고 한다. 갈레노스가 활동하던 당시 로마에서는 인체 해부가 금지되어 있어, 원숭이를 많이 해부했다. 그러나, 동물의 해부 결과를 인체에 적용했으므로 기본적인 잘못된 점들도 많았다. 4가지 체액이 균형을 이루어야 건강하다고 믿었으며, 기초 의학서인 『오페라』를 비롯한 수많은 저작물을 남겼다.

온 것이었는지 아니면 실제로 자기가 이루어낸 업적이었는지는 제쳐두고, 갈레노스가 우리에게 남긴 것은 실로 크다. 특히 생리학 분야에서 그렇다. 오랜 세월에 걸친 그의 영향력은 과학적인 저작에 따른 것이었다기보다는 그의 교조주의적인 태도에 따른 것이었다. 그는 경험보다는 변증법적 추론에 의해 자신의 입장을 옹호했으며 자신이 쓴 모든 것을 기본적으로 미리 규정된 체계 속에 가두어버렸다.

갈레노스의 학설은 히포크라테스의 학설과 대립했다. 히포크라테스가 자연 속에 치료의 요소들이 있다고 한데 반하여, 갈레노스는 "병은 나쁜 생활 방식에서 오는 것이고, 그것을 감소시키고 제어해야 한다."고 말한다. 이러한 학설상의 대립은 중세 내내 분란을 일으켰으며, 아직도 그 불씨는 완전히 꺼지지 않았다.

어떻든 갈레노스가 전한 생리학상의 여러 발견들이 큰 가치를 지닌 것임에는 변함이 없다. 특히 혈액순환에 관한 업적이 그렇다. 갈레노스는 동맥혈이 심장에 송출되는 것, 동맥의 결찰(수술에서 혈관 따위를 잡아맴) 때문에 맥이 멈추는 것을 설명하고 있다. 말하자면 혈액순환이 갈레노스에 의해 비로소 예측되었다고 할 수 있을 것이다.

그런가 하면, 완전히 임의적으로 한 심실에서 다른 심실로 연결되는 구멍들을 서술하기도 하고, 맥이 있는 부위를 33개로 구분하기도 한다. 이는 교조주의적인 태도와 경험주의가 실제 관찰에 영향을 끼친 점이라 할 수 있다. 자신의 추론을 위해 다른 사람들의 생리학적 기술들을 채택하는 것으로 만족한 경우도 많이 있었던 것 같다.

켈수스 이후, 갈레노스말고 주목할 만한 외과의는 별로 없다. 다만 안틸루스(3세기) 정도는 언급하기로 하자. 그는 특히 백내장과 동맥혹 수술을 처음으로 기술했으며, 그 수술법은 오늘날에도 안틸루스법으로 불리고 있다.

B) 군대의 외과 조직. – 로마에서 군직속 외과의사단이 조직된 것은 전혀 놀랍지 않다. 로마군은 매우 중요한 사명을 띠고 있었고, 또한 고도로 조직화되어 있었다. 그리고 전장은 멀었고 전투 상대는 대부분 잔혹하기로 유명한 야만족들이었다. 그러므로 직업 군의들이 모집되었고, 그들에게는 상처를 치료하고 약품을 배포하는 임무가 맡겨졌다(보병 1천명 당 1명의 군의가 있었다). 마우리키우스 황제 시대(6세기)에는 전선에 부상병을 찾으러 가서 후방으로 나르는 임무를 맡은 기병대까지 있었다. 그들은 구조한 부상병 수에 따라 포상을 받았다.

일반적으로 이런 군의들의 지위는 낮았다. 그러나 전장을 전전하는 황제를 따라다니는 황제 직속 군의나 일부 군의들(아르키아트로스)만은 예외였다. 또한 각종 의료기구들이 갖춰져 있고 위생병들이 치료를 담당하는 야전병원(발레투디나리아)이 있었다. 이런 유형의 병원들은 특히 리옹과 트레브에 지금도 남아 있다.

로마의 아우구스투스 황제는 이러한 조직을 모델로 해서 야경순

찰대와 소방대 소속의 공의(公醫)대를 창설했다. 야경순찰 1천명당 4명(일반 군대의 4배)의 공의를 배치했는데, 로마에서 빈번하게 발생하던 화재 부상자 구호가 주된 임무였다.

또한 일부 대농원에서는 군대의 야전병원을 모델로 한 듯한 요양소들이 조직되어 있었다. 이곳에서 치료를 담당한 이들은 노예들이었고, 취급 병자 역시 노예로 한정되어 있었다. 이 요양소들의 주된 목적은 노예들을 회복시켜 다시 주인을 위해 봉사할 수 있게 하는 것이었다.

노예제도는 그리스도교가 발전하면서 점차 약화되어 갔지만 이런 공공병원들은 빈민이나 해방노예 등, 공의들에게서 치료받지 못하는 이들을 계속 돌보았다. 빈민을 위한 이런 병원들(노소코미아)이 유지된 데에는 그리스도교의 자비 정신이 큰 역할을 했을 것이다. 성 헤로니무스는 380년경에 파비올라(로마시대의 귀부인으로, 최초의 그리스도교 간호사)가 세운 병원을 로마 최초의 병원으로 생각한다.

이렇게 하여 지극히 소규모지만 공립병원이 모습을 드러냈으며(로마제국 내의 이런 병원들의 수는 극히 적었다), 이런 병원들은 훗날 그리스도교의 자비 정신에 힘입어 특히 비잔틴에서 활짝 피어나게 된다.

지금까지 살펴본 것처럼 그리스 문명은 과학적인 외과학을 탄생시켰다. 이전까지의 신비적이고 비합리적인 덮개를 벗어버리고 현대의학으로 이어져갈 새로운 형태와 방향을 외과학에 부여했던 것이다.

하지만 그리스·로마 문명은 이민족들의 침입에 의해 파묻히게 된다. 막 태동 중이던 외과학 역시 같은 운명을 맞이한다. 그러나 다행히도 그 맥은 끊어지지 않았으며 르네상스기에 고스란히 되살아난다. 이는 기술된 문헌들을 잘 보존한 비잔틴과 그것을 전파한 아라비아인들 덕분이다.

9. 비잔틴

르셴은 "우리 외과의들에게 있어서 비잔틴이 이룩한 최대의 공적은 그리스 문명의 유물들이 완전히 사라지지 않게 해주었다는 점이다."라고 말했다. 아닌 게 아니라, 10여 세기에 걸쳐 펼쳐진 그 장구한 세월 동안 비잔틴 문명권에서 우리가 인용할 수 있는 인물은 겨우 세 명 정도이다.

오리바시우스(배교자 율리아누스 황제의 시의)는 아르키게네스와 헬리오도로스, 안틸루스의 귀중한 문헌들을 우리에게 전한 인물이다.

유스티니아누스 황제의 시의였던 아에티우스 역시 그가 옮긴 문헌들, 특히 그리스의 옛 문헌들의 중요성 때문에 이름이 남았다.

에기나의 파울루스*는 셋 중에서 가장 널리 알려진 인물이다. 그의 훌륭한 점은 우선 고대인들이 할 말을 모두 해버렸으며 따라서 자신은 그들의 말을 옮겨 적는 것으로 만족한다고 한 데 있다. 그가 일곱 권의 책으로 옮겨 적은 것은 후대 사람들에게 대단히 귀중한 것이었다. 특히 제6권은 중세 사람들에게 외과학의 필독서가 되었다.

에기나의 파울루스는 편찬자였을 뿐만 아니라 동시에 실천가이기도 했다. 방광 결석의 적출, 헤르니아나 화농성 늑막염이나 편도염 등의 수술, 유방 절제 등의 묘사들에는 그 자신의 경험이 표현되어 있다.

이 책은 그리스인들이 어느 정도의 인식 수준에 이르렀는지를 간접적으로 보여준다. 이 책에서 우리는 정확하고 훌륭한 많은 세부지침들을 발견할 수 있다.

예를 들어, 목과 같은 굵은 혈관 근처에 꽂힌 화살들의 위험성에 관해 서술한 부분을 인용해보자. "화살을 뽑아내기 전에 혈관들을 완전히 드러내야 하고, 필요한 경우에는 화살이 있는 부분의 혈관 양쪽 끝을 묶어야 한다."고 파울루스는 말한다. 또한 "화살이 가슴을 꿰뚫었을 때는 화살을 빼내기 전에 가슴을 크게 절개하고, 경우

---

* 알렉산드리아의 외과 의사. 고대 그리스의 주요한 마지막 의학백과사전 편집자. 갈레노스·오리바시우스·아에티우스 등과 같은 초기 그리스 의사들의 저서에 바탕을 두고 쓴 『의학개론Epitoms iatriks biblio hepta』은 당시 알려져 있던 거의 모든 의술을 포함하고 있으며, 아라비아인들의 의술에 깊은 영향을 미쳤다.

에 따라 늑골도 제거할 필요가 있다."고 충고하고 있다.

그러므로 대부분의 비잔틴 외과의들은 그저 문헌 편찬자에 머물렀던 것처럼 보인다. 에기나의 파울루스만이 약간은 개혁자였던 듯하다. 외과학과 관련하여 이 문명에서 발견할 수 있는 딱 한 가지 독창적인 점은 병원 수가 크게 늘었다는 사실이다. 이를 촉진시킨 것은 기독교의 자비 정신과 정치적 배려였다. 역대 황제들이 적극적인 역할을 맡았으며 지역 영주들 역시 병원 설립에 열성을 보였다. 더욱이 이런 병원들은 고유한 의미에서의 치료센터만은 아

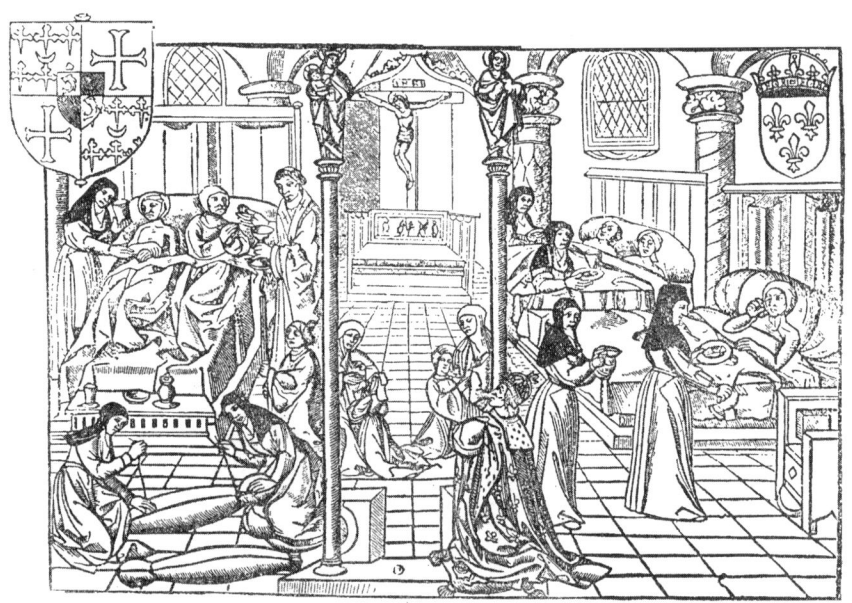

16세기 초반의 오텔 디외('하느님의 호텔'이라는 뜻). 수녀들은 환자를 간호하는 한편, 시체에 입힐 하얀 수의를 짓고 있다. 오텔 디외는 나중에 파리의 시민병원이 된다.

니었던 것 같다. 환자들만이 아니라 빈민들에게도 피난처와 숙소의 역할을 했던 것이다. 이런 자선병원들은 기독교의 유입과 더불어 널리 퍼져나갔다. 7세기말경, 랑드리 주교가 파리의 오텔 디외를 건설했다는 사실을 우리는 알고 있다.

10. 아라비아

'아라비아 외과학'이란 말 역시 그리 적합한 말은 아닌 것 같다. 아라비아인은 화학이나 약학 분야에서는 개혁자였지만 외과학에서는 계승자에 불과했다. 하지만 정신만큼은 히포크라테스의 가르침과 일치했다. 말하자면 관찰과 경험, 그리고 논리가 그들의 서술의 토대였던 것이다.

정복을 통해 영토를 확장해나감에 따라 아라비아인들은 그리스 문명을 발견하고 이를 예찬하며 적극적으로 자료들을 모아 번역했다. 그리하여 보편적인 지식을 지닌 인물들이 등장하는데, 아비센나와 아베로에스* 같은 이들이 그런 인물이며, 두 사람 모두 의학 저술들에도 흥미를 가졌다.

아불카시스는 오로지 외과학에 관심을 기울인 유일한 사람이라 할 수 있다. 코르도바에서 태어나 11세기 시대를 살았다. 『알 타르

---

* 1126~1198, 중세 이슬람 철학자. 아베로에스는 라틴어 이름이며, 정식 이름은 이븐 루슈드.

시프』 또는 『컬렉션』이라고도 불리는 그의 저서는 에기나의 파울루스의 제6권을 빌려온 내용으로 이루어져 있다. 특히 삽화가 주목할 만한데, 이것이 그의 저서의 가치를 드높였다고 할 수 있을 것이다.

그의 연구는 명철하고 객관적이다. 해부학을 알아야 할 필요성을 명시하고 있다. 골절, 탈구, 창상, 척추 카리에스(척추에 생기는 결핵성 병변), 갑상선종(甲狀腺腫) 등이 서술되어 있을 뿐만 아니라, 수족 절단이나 기관 절개술 등에 관한 기술도 있다(바로 이 아불카시스가 자신의 책 2권에서, 상처 자리를 막기 위해 굵은 개미의 턱을 이용한다는 괴상한 방법을 기술한 장본인이다).

불행하게도 그가 개인적으로 이바지한 점은 수술할 때에 메스 등의 절단 도구 대신 발갛게 달군 쇠를 사용한 데 그친다. 인두의 이러한 오용이 중세의 외과의들에 의해 널리 사용되기에 이르고, 그

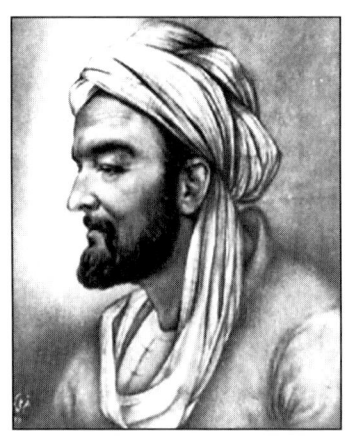

아비센나(980~1037)
이슬람의 철학자이자 의사. 아비센나는 라틴어 이름이며 정식 이름은 이븐 시나. 아리스토텔레스 학문의 대가로, 중세 유럽의 철학 및 의학에 많은 영향을 주었다.

리하여 얼마나 끔찍한 결과를 초래하게 되는지는 나중에 보게 될 것이다. 아불카시스가 중세의 외과의들에게 끼친 영향은 매우 크다. 그의 저작은 크레모나의 게라르드에 의해 라틴어로 번역되어 (1150년 무렵) 중세 서구 전체로 급속히 퍼져나갔다.

11. 중세

476년 로마 제국의 분열과 더불어 상징적으로 개시된 중세는 이후 10세기 동안 계속되었다. 여러 가지 준엄한 비난들이 이 시대에 가해졌지만 그것들은 종종 부당한 비난들이었다. 왜냐하면 중세는 어느 면에서는 매우 충실한 시대로 볼 수도 있기 때문이다. 하지만 과학, 특히 의학에 관한 한은 그러한 비난이 유효하다. 당시의 정신만큼 오늘날의 과학적 인식 태도와 동떨어져 있는 것은 없기 때문이다.

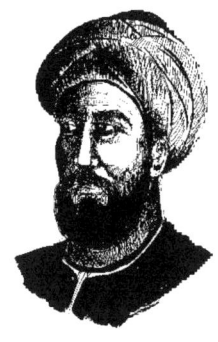

아불카시스(936?~1013?)
에스파냐의 코르도바에서 활약한 이슬람 세계 최고의 외과의사. 아불카시스는 라틴 이름이며, 정식 이름은 아부 알카심. 의학 백과사전인 『컬렉션』을 썼다. 이 책은 일찍부터 라틴어·프로방스어·히브리어로 번역되어 이슬람교권보다도 그리스도교 세계에서 더 유명해졌다.

중세의 저서들과 원고들을 보면 신비주의와 야만스런 행위가 얼마나 혼재하고 있었는지 잘 알 수 있다. 중세 사람들은 크리스트교 자체였다. 그들은 자신들이 겪는 운명 하나하나에서 신의 직접적인 의지를 보았다. 신의 의지가 아닌 경우는 곧 사탄의 의지로 받아들였다. 특히 질병은 신이나 사탄이 사람들에게 부과하는 시련이었다. 자연적 계기들은 문제조차 되지 않았다.

그래서 사람들은 초자연에 정통한 이들에게 도움을 청하고자 했다. 사람들이 가장 자주 찾은 이들은 바로 연금술사와 점성가였고, 오로지 연고와 마술적 처방만을 신뢰했다. 괴상한 미신이나 부적일수록 치료효과가 높았다. 이런 치료술은 신의 가호를 비는 것이었지만 때로는 악마의 도움을 비는 경우도 있었고, 그에 대한 벌은 화형이었다.

교회는 절대적인 권위를 갖고 온갖 것들을 금지했으며, 그 때문에 과학적 탐구정신은 오랫동안 억압되었다. 특히 해부는 1480년까지 금지되었다. 하지만 중세라는 시대를 올바르게 이해하기 위해서는 당시 사람들이 오늘날의 우리와는 전혀 다른 세계관을 갖고 있었다는 점을 분명히 해둘 필요가 있다. 모든 것이 상징적, 밀교적 도식 위에 놓여 있었다. 연금술사의 목적은 과학적 법칙의 발견이 아니라 추상적인 탐구였으며, 금속은 단지 도구들일 뿐이었다. 점성가 역시 천문학자가 될 생각은 없었고, 인간과 우주와 우주론적 인과관계를 발견하는 데 전념하고 있었다.

문제는 자연현상들, 특히 인체와 그 병적 상태들의 기능을 그런

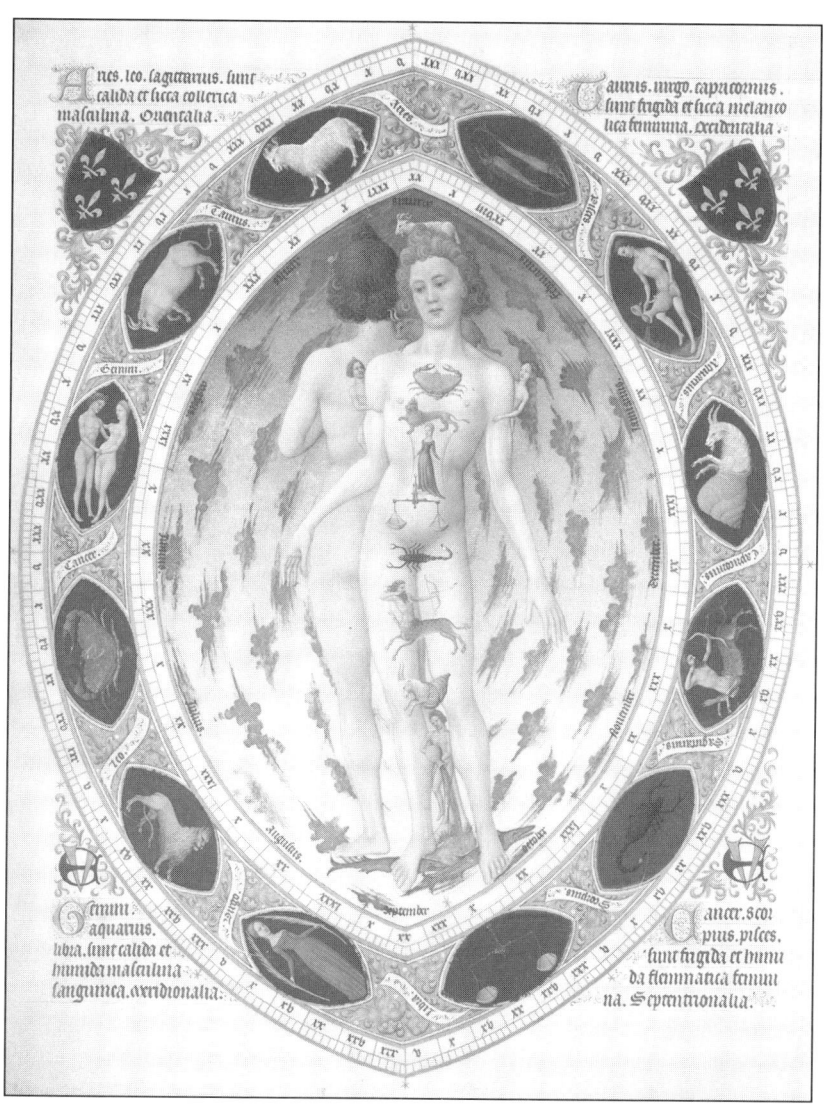

점성술은 중세 의학에서 중요한 역할을 담당했다. 최고 수준의 교육을 받은 의사들도 치료에 이용하기 위해 점성술의 기초를 공부했다.

방식으로 해석하려 한 데에 있었다. 이 오류는 엉터리 식자들의 난립으로 더욱 가중되었다. 마법사들과 돌팔이 의사들이 혼란을 불러일으켰고 이것이 훗날 중세에 가해진 전반적인 나쁜 평판의 원인이 된다.

이런 상황에서는 히포크라테스의 현명한 가르침들도 살아남을 길이 없었을 것이다. 그런데 역설적이게도 고대의 저술들은 널리 알려져 있었을 뿐만 아니라 열심히 베껴지고 있었다. 물론 당시의 사고방식에 따라 바뀐 점은 있었다. 중세 사람들 사이에서 최고의 권위를 누린 이는 갈레노스였다. 모든 것을 최초의 원인으로 돌리는 갈레노스의 경험주의적 교조주의만이 지지를 받았다. 히포크라테스에게는 미심쩍어 하는 눈길을 보냈다.

그런데, 중세는 마법사들을 불태워 죽이는 시대이기도 했으나, 다른 한편으로 크리스트교의 자비 정신이 가장 왕성하게 펼쳐진 시대이기도 했고, 수도원들의 수가 늘어나 그곳에서 신비주의가 활발하게 펼쳐진 시대이기도 했다. 자선의 이름으로 많은 사제들과 수도사들이 동족들을 간호하는 일에 일생을 바쳤다. 병원은 오직 성직자들에 의해 유지되고 있었다(앞에서 말한 오텔 디외는 1505년까지 노트르담 참사회에 속해 있었다). 그러므로 이곳에서 행해진 것은 학리적 또는 교육적인 의학이 아니라 사랑과 자비를 통해 이루어지는 치료였다.

수도원들이 맡았던 가장 의미 있는 역할은 고대의 저술들을 후대에 전해준 것이었다. 앞에서 우리는 주로 비잔틴 사람들과 아라비아 사람들이 중개자 역할을 했음을 살펴본 바 있다. 많은 수도원들이 다수의 의서들을 소장한 훌륭한 도서관들을 세웠다. 가장 유명한 것은 6세기에 성 베네딕트가 세운 몬테-카시노 수도원의 도서관이다. 이곳에서는 학리적일 뿐만 아니라 실천적인 진정한 하나의 학파가 형성되었다.

또한 병원도 하나 있었는데, 전해지는 말로는 바바리아의 대공이 이 병원에서 방광 결석 수술을 받았다고 한다. "수도원의 창시자 성 베네딕트는 자신이 직접 이 중요한 손님의 치료를 맡고는, 대공이 잠든 사이에 수술을 하여 공이 깨어나자 그의 손에 막 꺼낸 돌

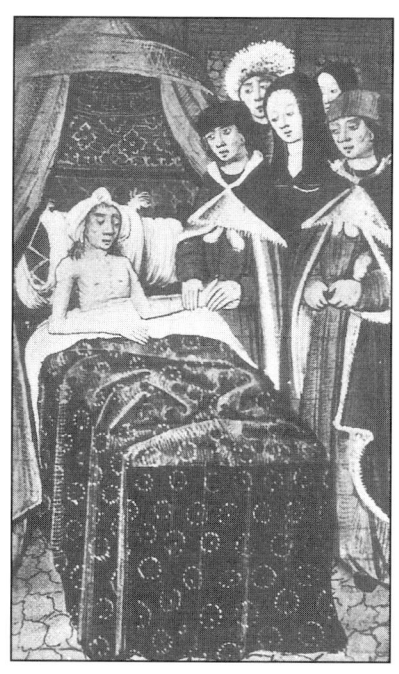

환자의 맥을 짚어서 병을 진단하고 있다.

을 올려놓았다."라고 라포르그는 말한다.

이러한 상황에서는 의학의 세속화가 더 없이 어려운 일이었을 게 분명하다. 왜 그런지 살펴보기로 하자.

순수한 세속 의학교들이 처음으로 생겨난 곳은 이탈리아였다. 가장 널리 알려진 최초의 세속 의학교는 9세기에 문을 열었으리라 추정되는 살레르노 의학교이며, 이곳에서는 진짜 교육이 이루어졌고 학위로 그것을 보증했다. 또 하나의 유명한 학교는 볼로냐에 있었다.

프랑스 최초의 의학교는 1220년에 몽펠리에에서 설립되었다. 이 학교가 곧바로 크게 세력을 확장하게 되는 것은 상당 부분 스페인, 특히 코르도바와 톨레도에 있는 이슬람 의학교들의 영향 덕분일 것이다. 파리 의학교는 1280년에 문을 열게 되었는데, 열자마자

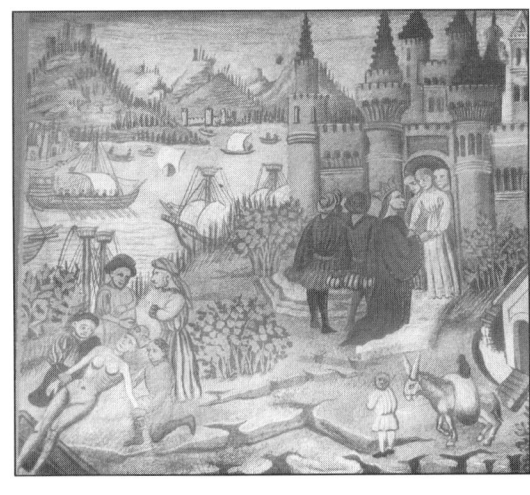

살레르노 의학교. 9세기에 문을 연 세계 최초의 세속 의학교이다.

순식간에 유럽 전역에 이름을 날렸다. 독일에서는 15세기부터 먼저 바젤에, 뒤이어 튀빙겐과 뉘른베르크 등지에 많은 의학교들이 생겨났다.

그렇다면 외과학은 어떻게 되었을까?

불행하게도 외과학은 지위가 이미 몹시 격하된 의학의 먼 친척일 뿐이었다. 외과의술은 야만행위로 규정되어 교회에 의해 부정되고 있었다. 투르 종교회의(1163년)는 "교회는 피를 몹시 싫어한다."라고 선언한다.

가까스로 목숨을 부지해가던 상태의 외과의술은 당시에 빈번하던 싸움과 전쟁의 피해자들을 대상으로 꼭 필요한 경우에만 행해지는 정도였다. 상처를 치료하고 골절을 고정시키는 정도였을 뿐, 외과의술의 수준은 원시적인 수준에서 그리 멀지 않았다.

르센은 다음과 같이 말하고 있다.

당시에는 이발사-외과의들만이 의사들의 통제와 명령 아래 불가피한 작은 수술들을 하고 있었다. 거의 모든 남자들이 평상시에도 무기를 소지하고 있던 시대였으므로, 그런 일은 일상생활 속에 비일비재했다. 그들은 면도를 해주고 머리를 깎아주는 한편, 피부에 생긴 종기의 절제, 사혈(피를 뽑음), 흡종(吸鐘), 소훼(불에 태워 없앰), 그리고 칼에 의한 상처 등을 치료했다. 또한 마을의 접골사들처럼 골절이나 탈구 등도 치료했다.

르센이 그리고 있는 이 중세의 풍경은 어둡다. 그러나 그저 어둡기만 한 것은 아니었을 것이다. 그러한 쇠퇴의 흐름에 저항하려 했던 사람들도 있었기 때문이다.

체계화된 최초의 의학교인 살레르노 출신으로, 우리는 먼저 13세기의 인물들인 (팔레르모의) 로제와 (파르모의) 롤란드를 꼽을 수 있을 것이다.

지금까지 전해오는 그들의 저술들에서 독창성이라곤 찾아볼 수 없다. 하지만 적어도 고대의 저서들, 특히 비난 대상이던 히포크라테스의 저서를 옮겨 적은 것은 평가할 만하다. 그들은 '최면제를 적신 해면'을 사용했던 것 같다. 살레르노 의학교의 『안티도타리움Antidotarium』에 그런 해면에 관한 기술이 있다.

이에 따르면, 아편이나 사리풀, 뽕나무 열매와 양상추의 즙, 만드라고라*, 송악** 등을 혼합하여 이를 해면에 적신 다음 건조시켰던 것 같다. 사용할 때는 다시 적셔서 환자의 코 밑에 대곤 했다(사실은 이 혼합물을 마시는 편이 훨씬 더 효과적이었겠지만 말이다). 이 방법은 어느 정도의 효과는 있었겠지만, 그 후로는 전혀 계승되지 않았다.

로제에게도 역시 이색적이고 계승되지 않은 치료법이 있었다. 복부의 창상 치료법으로서, "노출된 장이 차가울 때, 동물의 배를 열

---

* 가짓과의 초본. 마취성이 있으며, 유독함. 뿌리를 최면제로 쓴다.
** 두릅나뭇과의 상록 활엽 만목. 잎과 줄기는 약재로 쓰임

어 그 내장을 환자의 내장 위에 올려놓고 장이 열과 탄력을 회복할 때까지 그대로 둔다."라는 것이다. 이 치료법의 목적은 칭찬할 만하지만, 사실은 간단하게 따뜻한 물을 사용하는 것이 효과적이다(이는 오늘날 우리가 동일한 목적으로 사용하고 있는 방법이다).

그들이 편찬한 의서들의 주된 매력은 많은 세밀화가 첨부되어 있다는 점이다. 특히 『로제의 실제 외과학 Practica Rogerii』과 『롤란드의 대외과학 Chirurgia Magistri Rolandi』이 그렇다.

살레르노 의학교는 불행하게도 "화농(化膿)은 선한 것"이라는 교의를 주장하고 있었다. 모든 상처는 화농을 촉진시켜야만 낫는다

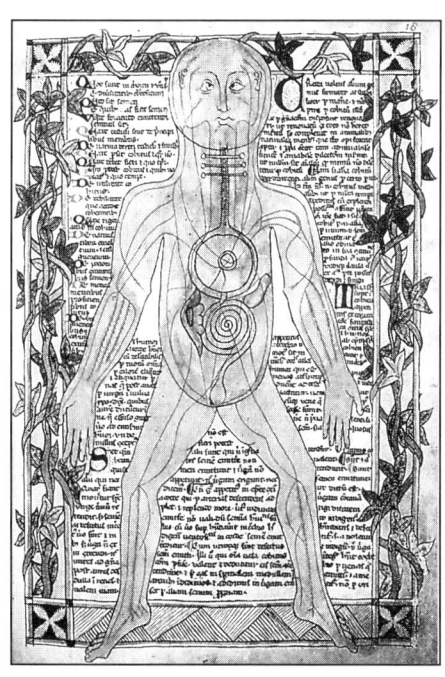

인체의 혈관을 그린 13세기 일러스트.

59

고 하여, 경우에 따라서는 이를 위해 찜질과 연고가 사용되기도 했다. 그런 생각은 히포크라테스나 갈레노스의 원전을 잘못 해석한 데 따른 것이었다. 한편 볼로냐 의학교는 이와 정반대되는 학설을 수립하고 있었다. 하지만 그것이 경험에 따른 것이 아니라, 동일한 텍스트를 기반으로 순전히 독단적인 반발 정신에 따른 것임을 확인하는 일은 씁쓸하다. 데오도리코와 브루누스는 "젖은 상태보다는 마른 상태가 건강 상태에 가깝다."고 주장했다. 그리고 그들은 "모든 상처를 말리는" 데에 오직 포도주만 사용했다.

13세기에는 두 명의 이탈리아 외과의가 특히 주목할 만하다.

길레르모 살리체티(1201~1277)는 아라비아인들이 주장한 그 끔찍한 인두 사용 치료법에 도전한 최초의 인물이다. 그는 인두 대신에 칼을 사용하는 치료법을 행했다. 또한 그는 처음으로 감히 개인적인 견해를 제시한 인물이기도 했다. 그는 이렇게 말했다. "나는 어리석은 두루미떼처럼 몰려다니는 사람들을 피하고 싶다. 그들은 다른 사람이 하는 말과 똑같은 말밖에 하지 않는다."

란프란키(1315년에 사망)는 살리체티의 제자였다. 교황파와 황제파의 분쟁에 말려들었다가 1295년에 프랑스의 리옹과 파리로 망명하는 신세가 되었다. 르셍은 "란프란키는 솜씨 좋고 양식 있는 외과의였다."라고 적고 있다. 1296년에 출판된 『대외과학 *Chirurgia Magna*』에서 그는 식도 삽관이라든가 절단된 신경 봉합에 대해 말하고 있다. 또한 장의 봉합을 추천하고 골절된 두개골의 개두술에 관해 매우 상세한 지침을 제공하고 있다. 란프란키의 가장 큰 공적은 최초의 외과학교인 생 콤 학원과 연계하여 곧바로 큰 성공을 거두었다는 데 있다. 이 의학교의 가치를 높이고 평판을 올리는 데에 란프란키가 맡았던 역할은 크다.

이탈리아 대학들의 영향력은 13세기 말에 이르러 사라지고 대신 프랑스, 그 중에서도 특히 몽펠리에와 파리 대학이 그 영향력을 이어받았다. 특히 파리 대학은 14세기 내내 유럽의 구심점이 된다. 당시에 가장 명망이 높았던 이들은 앙리 드 몽드빌과 기 드 쇼리악이었다.

앙리 드 몽드빌(1260~1320)은 란프란키나 쇼리악처럼 성직자였다. 미모(美貌)왕 필립과 강정(剛正)왕 루이 10세의 전속 외과의로 봉직했다. 몽드빌은 볼로냐의 데오도리코를 사사했고 그 영향도 있어, 당시 살레르노 대학이 신봉하고 있던 "화농은 선한 것"이라는 갈레노스의 교의에 도전했다. 그는 "상처의 깊이를 검사하지 말 것, 연고나 향유를 사용하지 말 것, 방향성 식물도 사용하지 말 것, 붕대는 가능한 한 피할 것, 환자가 참아낼 수 있을 정도의 뜨거운 와인(양질의 독한 와인)만 사용하여 환부를 적실 것"을 권했다. 이 '뜨거운 와인'을 화농 방지제로 바꾸어 놓으면 오늘날의 치료에 꽤 가까워지게 된다.

몽드빌은 자연 치유력을 신뢰하고 있었다. 자연 상태로 내버려두는 편이 당시 외과의들의 의심스런 솜씨보다 훨씬 더 믿을 만하다고 생각했다. 빈정대는 어조로 그는 이렇게 말했다.

"상처를 치료하는 외과의보다는 화농을 촉진시키는 솜씨가 뛰어난 외과의들이 더 많다."

그러나 유감스럽게도, 동시대 사람들은 몽드빌의 이런 빈정거림을 달가워하지 않았고, 그의 많은 현명한 가르침들도 높이 평가하지 않았던 것 같다. 몽드빌은 부상자나 병자에 대한 당시의 식이요법에 대해서도 개혁을 외쳤지만 역시 성과를 올릴 수 없었다. 교의가 양식을 압도하고 있었던 것이다.

결국 몽드빌은 훨씬 더 실천적인 차원의 조언들을 야유로 채우는 것으로 만족한다. "비록 환자에게 받아야 할 빚이 있더라도 환자의 집에서 식사 대접을 받으면 안 된다. 차라리 여인숙에 가는 편이 낫다. 그렇게 하지 않으면 환자는 치료비를 식사 대접으로 갚으려 들 것이다."

기 드 쇼리악(1300~1370)은 몽펠리에 대학에서 의학 교육을 담당했는데, 그의 존재로 인해 대학의 명성이 크게 높아졌다. 그는

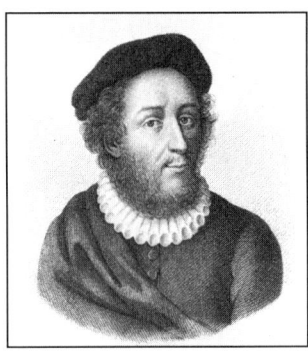

기 드 쇼리악(1300~1370)
몽드빌, 란프란키 등과 더불어 중세 최고의 의사로 꼽힌다. 아라비아 학파의 견해를 신봉해 향유와 붕대를 많이 사용했으며, 사체 해부의 선구자로도 꼽힌다. 『대외과학』을 저술했다. 환자들을 연민과 자비로 대했던, 고매한 인품의 소유자였다.

앙브루아즈 파레의 등장 이전, 아니 그 이후까지도 외과의들로부터 가장 존경받는 인물이었기 때문이다. 대단히 박학했던 그는 클레멘스 6세, 인노첸시오 6세, 우르바노 5세 등의 교황들에게 붙들려 오랫동안 아비뇽에 머물렀다. 그의 저서인 『대외과학 Chirurgia Magna』은 대단히 명징한 작품이다. 그의 정신은 명철하고 객관적이었다. 다음과 같은 그의 가르침은 이전에는 들어보지 못하던 것이었다.

"모든 장인은 자기가 다루는 대상에 숙련되거나 정통하지 않으면 안 된다. 이를 게을리하면 오류를 범하게 될 것이다…. 이 이치는 외과의들에게도 해당된다. 외과의에게 있어 해부 경험을 쌓는 일은 꼭 필요한 일이다."

실제로 쇼리악은 사체 해부에 있어서 선구자의 한 사람이었다. 당시에는 사체를 해부하는 일이 지극히 드물었다. 1376년 루이 당주공의 칙령에 의해 비로소 의사가 매년 한 명의 사형수 사체를 손에 넣는 일이 허용되었던 것이다. 다른 한편 쇼리악은 동시대 사람들보다 훨씬 고매한 도덕관을 지니고 있었다.

"외과의는 환자의 존경을 받고, 동료들에게 환영받고, 현명한 예언을 해줄 수 있어야 한다. 그는 연민의 정과 자비의 마음을 가져야 하며, 돈을 우려내려 하는 이가 되어서는 안 된다. 사례는 환자의 능력, 치료 결과의 좋고 나쁨, 그리고 그가 한 일에 따라서 받아야 한다."

이를 앞에서 언급한 몽드빌의 조언과 비교해보면 차이가 명백하다. 같은 시대에 "사례는 환자가 괴로워하고 있는 동안에 받아라."라고 한 살레르노 학파의 냉소적인 충고와는 더욱 더 거리가 먼 것은 물론이다.

기 드 쇼리악의 영향력이 대단히 컸던 만큼, 그가 몇 가지 면에서 끔찍한 악영향을 끼친 것도 사실이다. 이를 테면 헤르니아를 치료할 때 거세를 하라고 권고한 것이 그렇다. 이는 매우 책망받아 마땅한 권고였으나 이를 떨치기는 참으로 쉽지 않았다. 쇼리악이 헤르니아 치료 때 사용한 소훼요법은 야만적이었을 뿐만 아니라 위험도가 높았으며, 특히 고환 혈관에 몹시 위험한 것이었다. 이 처치를 받고 나서도 무사한 고환은 극히 드물었으므로 미리 제거해 버리는 편이 나았을 것이다.

게다가 몽드빌과는 달리 그는 아라비아 학파의 조류를 참조하고 있었으므로, 소훼요법뿐만 아니라 치료 때 연고와 향유를 듬뿍 사용했고 붕대도 빈번하게 사용했다. 이런 처치는 상처의 화농을 촉진시키기 때문에 피해야 하는 것이었음에도 불구하고, 19세기에 리스터에 의한 외과혁명이 일어나고 나서야 이를 완전히 극복하게 된다.

중세의 가장 저명한 외과의들은 대략 이상과 같다. 여기에 두 사람을 덧붙이는 것이 좋을 것이다. 대단히 정확하고 상세한 '치루' 치료법을 남긴 영국 외과의인 아르덴의 존(1306년 생)과, 14세기에 플랑드르 지방에서 명성을 떨친 네덜란드 외과의인 장 이페르망(1295~1351)이 그들이다. 이페르망은 란프란키의 제자다.

이 장을 시작하면서 우리는 중세의 외과학에 대해 무척 어두운 그림을 그리지 않을 수 없었다. 이제 우리는 그렇게까지 어둡지는 않았음을 알 수 있다. 이미 13세기 말에서 14세기에 당시의 편견에서 빠져나온 사람들도 있었던 것이다. 그들은 사체 해부 연구에 대한 금지를 푸는 데까지 성공하고 있었다.

우리는 기 드 쇼리악이 매년 한 명의 사체를 해부할 수 있는 허락을 받았다는 사실을 언급했다. 하지만 해부를 한 사람은 그가 최초는 아니었으며, 처음으로 사체를 해부한 이로는 우선 몬디노 데 루치의 이름을 들 수 있다.

몬디노는 볼로냐 대학에서 교편을 잡았고 많은 제자들을 가르쳤다. 그들 중 한 명이 훗날 쇼리악의 스승이 될 베르투치오다. 1240년 6월에 내려진 프레데릭 2세의 한 칙령은 자신의 영지 내에서 인간의 사체 해부를 허용하고 있다. 몬디노의 『해부학 *Anathomia*』이 발간된 1316년 역시 기억해둘 만한 해다.

이 책에는 인체 해부도가 세밀화로 그려져 있다. 심각한 오류가 있기는 하지만, 저자가 갈레노스나 아라비아 의학을 불완전하게 복사하는 데 만족하지 않고 독자적인 해부 연구를 행하고 있었던 점이 드러나고 있다.

이리하여 이탈리아는 앞으로 2세기 동안 해부학적 연구에 있어 선구적 역할을 담당하게 된다.

외과학은 탈종교화하는 동시에 조직화되었다. 최초의 교육기관으로서의 의학교가 살레르노에 건립되었다. 시칠리아의 프레데릭 2세의 칙령으로 설립된 이 학교에서, 학생들은 3년 동안 논리학을, 그리고 5년 동안 내과학과 외과학을 배운 뒤 경험 많은 의사의 지도 하에 1년 동안 또 실습을 해야 했다. 게다가 외과의에게는 해부

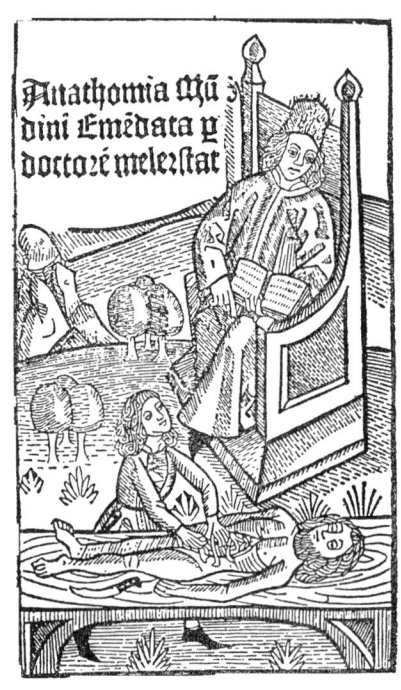

몬디노의 『해부학』(1316)에 묘사되어 있는 중세의 인체 해부 광경. 의사는 높은 의자에 앉아서 지시만 내릴 뿐이고, 실제 해부는 조수가 하고 있다.

학 연구가 덧붙여졌다. 이런 과정을 모두 수료한 자에게 비로소 면허가 주어졌던 것이다.

이 긴 교육기간 대부분이 히포크라테스나 갈레노스의 텍스트들에 대한 연구에 바쳐지긴 했지만, 이와 같은 교육 방침은 훌륭한 것이었다. 이를 표본으로 하여 이탈리아에 이어 프랑스에도 의학교가 설립되었음은 앞서 쓴 대로다.

이와 더불어 의사의 권위도 격상되었다. 하지만 불행하게도 외과의의 권위까지 그렇게 된 것은 아니었다.

이렇게 교육을 받은 의사는 성직자여야 할 의무가 있었고, 교회에 속했으며, 라틴어를 사용했다. 아는 게 별로 없으면서도 자만심에 젖어 잘난 체했다는 점도 덧붙이기로 하자. 교조주의적인 교육을 받은 탓에 그들은 오히려 지엽적인 변증론에 열을 올렸고, 질병을 관찰하기보다는 고대의 텍스트를 인용하면서 학리적인 논쟁을 펼치는 데 몰두했다.

그래서 그들은 손을 쓰는 행위를 "특권의 상실", 즉 격에 맞지 않는 행위로 여겼다. 게다가 의사는 교회에 속한 성직자이므로 피를 흘릴 수 없다는 이유를 내세워, 자기 자신은 외과 행위를 일체 하지 않고 모든 것을 자신들의 지배 아래에 있던 신분이 낮은 이들의 손에 맡기고 있었다.

이리하여 의사라는 직업의 '조수'로서 '이발사-외과의'가 탄생한다. 그들은 단순 노동자에 배움도 없고 성직자도 아니었지만, 칼을 다루는 일에 능하여 "종기, 옹창(악성 종기), 혹, 비장 탈저(脫

疽)" 등을 뛰어난 솜씨로 치료할 줄 알았다. 하지만 그들은 라틴어를 전혀 몰랐으므로, 14세기가 되어 대학 의학부가 그들을 교육시키기 위해 받아들였을 때 통역이 필요했다.

결국 그들은 전임 이발사가 되기에 이르렀고, 자기 가게를 열고 「세 개의 사발」이라는 간판을 내걸었다. 의사가 검은 색의 긴 옷을 걸치고 각모를 쓴 데에 반해 '이발사-외과의'들은 짧은 옷을 걸치는 것으로 만족했다.

이들 '이발사-외과의'는 학식은 별로 뛰어나지 않았지만, 매일매일 일정한 장소에서 환자들을 접하며 실전 경험을 쌓았기 때문에 의사에 비해 많은 것을 습득해나갔다. 그 차이는 17세기에 이르면 확연히 드러난다.

한편, 외과의들은 이에 대응할 수단을 강구하고 있었다. 1268년 무렵, 외과의들은 의학교의 일종인 생 콤 연맹을 결성했다. 이 연맹은 파리 외과의 동업조합에 선서하고 가입한 외과의들의 모임이었으며, 그들은 조합의 엘리트로 자처하며 이발이나 면도 직에는 취업을 하지 않고 오로지 외과 부문만을 특화시켜 다루고자 했다. 또한 「세 개의 연고통」이라는 자신들만의 독자적인 간판을 내걸었고, 성 코스마스와 성 다미앙*을 그려 넣은 기를 채택했으며, 긴 옷을 걸쳤다.

---

* 성 코스마스는 기원전 303년에 크리스트교로 개종한 아라비아의 의사로, 쌍둥이인 성 다미앙과 함께 순교했다. 외과의의 수호신이기도 하다.

이렇듯 어중간하게도 두목(의사)과 종(이발사)의 중간에 위치하게 된 외과의들은 양쪽 모두를 상대로 싸움을 벌이게 된다. 이 분쟁은 몇 세기에 걸쳐 펼쳐진다. 그들은 우선 이발사들을 자신들의 지배 하에 두기 위해 공격을 개시했다. 1311년에 미모왕 필립이 공포한 칙령은 "(생 콤의) 선서한 외과의 수장의 심사를 받지 않고는 어느 누구도 외과 치료를 행할 수 없다."는 것이다. 이 칙령은 1352년과 1355년에 추인되었다. 그러나, 1372년에 샤를 5세는 자신이 총애하던 수석 이발사를 위해, '이발사–외과의'가 외과치료를 할 권리를 다시금 부여한다. 심지어 1383년의 칙령에는 "왕의 수석이발사 겸 시종장은 왕국의 모든 이발사와 외과의의 장이다."라는 조항이 덧붙여지기까지 한다. 1465년에는 루이 11세도 자신이 가장 총애하는 시종을 위해 동일한 칙령을 내리고 있다.

한편, 이 긴 옷을 걸친 외과의 연맹에 대해 의학부는 갖가지 공격을 가했다. 의학부는 외과의에게서 외과의 자격을 주는 특권을 빼앗아버리려고 했다. 그리고는 대학에 짧은 옷을 입는 '이발사–외과의'들을 위한 반을 만들었으나, 불행하게도 강의는 라틴어로만 행해졌다. 긴 옷을 입는 외과의들에 대해서는 논쟁과 소송을 누차 제기했으나, 그것들은 이상한 논리전으로 치달아 어처구니없어지기 일쑤였다.

이 싸움은 1515년, 의학부가 겉으로는 복종한 듯 보이는 긴 옷의 외과의들을 대학에 받아들이고, 짧은 옷의 외과의들을 그들의 통제 하에 두는 것으로 끝나는 듯이 보인다. 하지만 사실은 잠시의 휴전에 지나지 않았음을 곧 알게 될 것이다.

그러므로 중세 말에는 뚜렷하게 양분된 두 개의 외과의 그룹이 있었던 셈이다.

'긴 옷의 외과의들'은 이론에만 치우친 교육을 받고 있었다. 교육이라지만 해부 실습은 전혀 하지 않았다. 이에 대해 르센은, "오역이 많은 데다 심히 잘못 이해된 고대의 텍스트들에서 차용한 지식의 집대성에 지나지 않는 것을 교육이라 부를 수 있다면"이라고 지적하고 있다. 그래서 그들은 외과 행위를 두려워했다. 특히 지체 높은 사람을 치료하는 일에 소환되면, 실수하여 명성을 잃게 될까 봐 두려워했다.

한편, '짧은 옷의 이발사-외과의들'은 의학부가 강요하는 약간

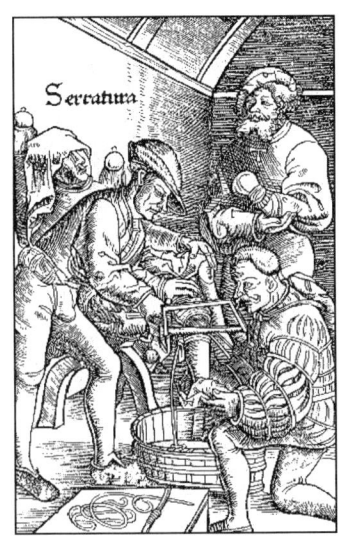

중세의 다리 절단 수술.
의사가 마취도 없이 톱으로 환자의 다리를 잘라낸다. 이때 솟구치는 피는 바닥에 놓아둔 그릇에 받는다. 다른 두 사람은 환자를 붙들기 위해 고용된 사람들이다. 위생에 대한 개념은 전혀 없었다.

의 라틴어 강의를 거의 이해하지 못했으며 무학이나 다를 바 없었다. 그러나 마을에서는 부상자의 치료, 소훼요법, 사혈 등 통상적인 외과 전반을 취급했다. 그들은 성직자도 아니었고, '긴 옷의 외과의들'로부터 멸시를 받는 경우가 많았다.

그런데, 이들 두 가지 범주에 들지 않는 이 시대 특유의 외과 치료사들이 따로 존재하고 있었다는 사실을 간과해서는 안 될 것이다. '떠돌이 외과 치료사들'이라 불리는 이들이 바로 그들이다. 그들은 마을에서 마을로, 성에서 성으로 정력적으로 돌아다니며 사람들을 치료했다. 당시 수술 솜씨가 가장 뛰어났던 이들은 바로 그들이었고, 좀 거칠기는 하지만 대담했으며 '대수술'도 마다하지 않았다.

이름난 치료사는 대개 한두 개 분야의 수술을 전문적으로 행했고, 경험이 많은데다 솜씨도 확실해서 수술을 훌륭하게 해냈다. 이들 중 가장 널리 알려진 이들은 이탈리아 사람들이었다. 브란카 부자는 팔의 피부를 사용한 코 복원 수술의 창시자들이었다. 이 수술은 지금도 이탈리아 방식이라 불린다. 그리고 노르시니 일가는 헤르니아 전문의들이었다.

백내장이나 방광 결석을 취급하는 이들도 있었다. 그들은 각자 자신들의 비술을 대대로 전승했다. 이들의 수술은 성공하면 지갑을 부풀릴 수 있었지만 실패하면 큰일이었다. 그럴 경우 최선의 방책은 몰래 줄행랑을 치는 것이었다. 불만을 품은 환자에 의해 참수를 당하거나 강에 내던져진 외과의들이 한둘이 아니었던 것 같다.

보헤미아의 요한 왕의 수술을 맡았던 외과의*의 말로는 슬펐다. 수술이 실패로 끝나자, 그는 아무런 소송 절차도 없이 그저 간단히 오데르 강에 내던져졌던 것이다.

12. 르네상스와 17세기

그리스 로마 문명에 대한 새로운 발견보다는 과학자들에게서 나타나는 새로운 시각이 르네상스를 좀더 잘 특징짓는다고 할 수 있다. 비판 정신, 자유로운 관찰, 깨우치고 발견하고자 하는 열망 등이 르네상스의 특징이었다.

그렇다면 의사들 역시 동시대인들과 같은 열정을 품고서 이 길을 걸어갔을까? 사실, 우리 눈에 포착된 의사들의 면면으로 미루어보면 아무래도 그랬던 것 같지는 않다. 17세기의 유명한 극작가였던 몰리에르(1622~1673)가 우리에게 그려 보이는 의사의 모습은 조소의 대상에 지나지 않는다. 검은 색의 긴 옷을 걸치고 멋진 모자를 쓴 의사는 절반은 프랑스어에 절반은 라틴어로, 히포크라테스나 갈레노스의 말들을 잔뜩 인용한 장황한 설명으로 자신의 무지를 감춘다. 한 손으로는 맥을 짚고 다른 한 손으로는 오줌이 든 플라스크를 든 채 장시간 검사를 한다. 이러한 진찰에는 반드시 병의

---

* 요한 폰 룩셈부르크(1296~1337). 왕의 눈 수술(1337)에 실패한 외과의를 가리킨다.

증세에 따라 사혈이나 관장이 수반된다. 돌아갈 때가 되면 의사는 모자를 벗고 정중하게 인사를 하지만 등 뒤로 돌려진 왼손은 사례를 요구하며 요동치고 있다.

또한, 의학 교육 역시 별로 진전이 없었다. 여전히 갈레노스의 교의가 군림하고 있었고, 사람들은 그의 저서를 번역하고 장황하게 주석을 다는 것으로 만족했다. 이렇듯 의학 분야가 제자리걸음을 하고 있었던 데에 반해, 다른 주변 과학들은 큰 진보를 이루며 시대의 흐름을 열렬히 따르고 있었다. 그리하여 언제나 현실에 좀더 가까이에 있던 외과학이 그 혜택을 보게 된다.

아닌 게 아니라 우리는 외과학을 잘 이해하는 데 필요한 열쇠와도 같은 해부학과 생리학 분야에 있어서의 진보가 2세기에 걸친 이 르네상스를 특징짓고 있음을 보게 될 것이다. 그런 의미에서 이 두 분야를 잠시 짚어봐야 할 것이다.

a) **해부학** – 앞에서 살펴보았듯이, 해부학이 완성되어 발전한 곳은 이탈리아였다. 예술의 르네상스가 일어난 것이나 인간의 형체에 대한 연구가 이루어진 것, 그리고 당시 화가들의 호기심과 자질 형성 등에 해부학이 상당히 중요한 역할을 했다고 해도 결코 지나치지 않을 것이다.

레오나르도 다빈치는 서른 구의 사체를 해부하고 훌륭한 해부도 데생들을 남겼다(하지만 이 데생들은 300년 동안이나 가치를 전혀 인정받지 못했다). 미켈란젤로는 파도바의 해부학 교수 레알도 콜롬보의 제자였다. 그리고 베살리우스의 해부학 삽화를 그린 이는 티치아노의 제자 장 칼카르였다. 삽화에는 슬픈 듯이 몸을 낫에 기대고 있는 해골들, 그리고 절망한 채 스스로 자기 자신을 해부하고 있는 껍질 벗겨진 인간들이 고대의 폐허를 배경으로 그려져 있는데, 이 그림들은 예술적 가치만이 아니라 해부학적으로도 놀라울 만큼 세밀하고 정확한 그림들이다. 이것들을 중세의 사혈 부위, 또는 12궁과의 관계를 나타내는 인체도 등과 비교해보면, 해부학자들의 수준이 얼마나 높아졌는지를 알 수 있다.

이 해부학자들 가운데 가장 위대한 이가 베살리우스(1514~1564)임에는 이론의 여지가 없다. 그는 겨우 25살 때 대담하게도 갈레노스의 오류들을 지적했다. 파도바 대학에서 5년 동안 공개 해부를 맡았으며, 해부를 하지 않을 때는 외과 임상에 임했다. 그에게는

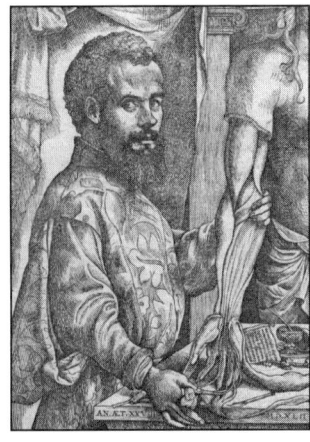

베살리우스(1514~1564).
벨기에 출신의 해부학자. 근대 해부학의 창시자이다. 1543년에 『인체해부에 대하여』라는 책을 저술하여 그 안에서 갈레노스의 인체해부에 관한 학설의 오류를 대담하게 지적하여 정정하였으며, 의학 근대화의 새로운 기점이 되었다.

고관 친구들도 많았고, 아라곤의 왕인 돈 카를로스의 수술에도 성공했다. 그러나 불행하게도 배를 타고 팔레스타인으로 여행하다가 난파하여 젊은 나이에 사망했다.

당대의 열광적인 분위기 속에서, 베살리우스는 자신의 저작에서 갈레노스의 교의들을 격렬한 어조로 논박했다. 이를 테면 턱뼈는 두 개가 아니라 하나이고 가슴뼈는 일곱 개가 아니라 세 개의 뼈로 이루어져 있다는 사실 등 갈레노스의 커다란 오류들을 지적했으며, 이를 통해 갈레노스가 직접 해부를 하지 않았다는 사실을 명백히 밝혔다. 베살리우스의 가장 큰 공적은 갈레노스 이래로 사람들이 믿어오던 심장과 혈액 순환에 관한 무책임한 설을 처음으로 논박했다는 데 있다.

당시 사람들은 혈액은 간장 속의 임파액에서 만들어져 혈관을 통해 각 조직으로 보내진다고 배우고 있었다. 또 공기는 심장 속의 동맥으로 혼입되지만, 이 혼입은 두 심실을 나누고 있는 격막에 뚫린 많은 세공들을 통과할 때 일어나는 일종의 교반 작용(휘저어 섞임)에 의한 것으로 되어 있었다. 이에 대해 베살리우스는 두 심실 사이의 격막은 물을 통과시키지 않고 세공도 뚫려 있지 않다는 사실을 해부를 통해 제시했다. 당시 거의 절대시되던 갈레노스의 교의를 대담하게 반박한 베살리우스의 대단한 가치를 제대로 평가하려면, 당시의 정신으로 되돌아가 볼 필요가 있을 것이다.

베살리우스에 의해 개혁의 토대가 마련된 뒤부터 연구자들의 수는 늘어났다. 물론 모든 이들을 열거할 수는 없겠지만, 적어도 다

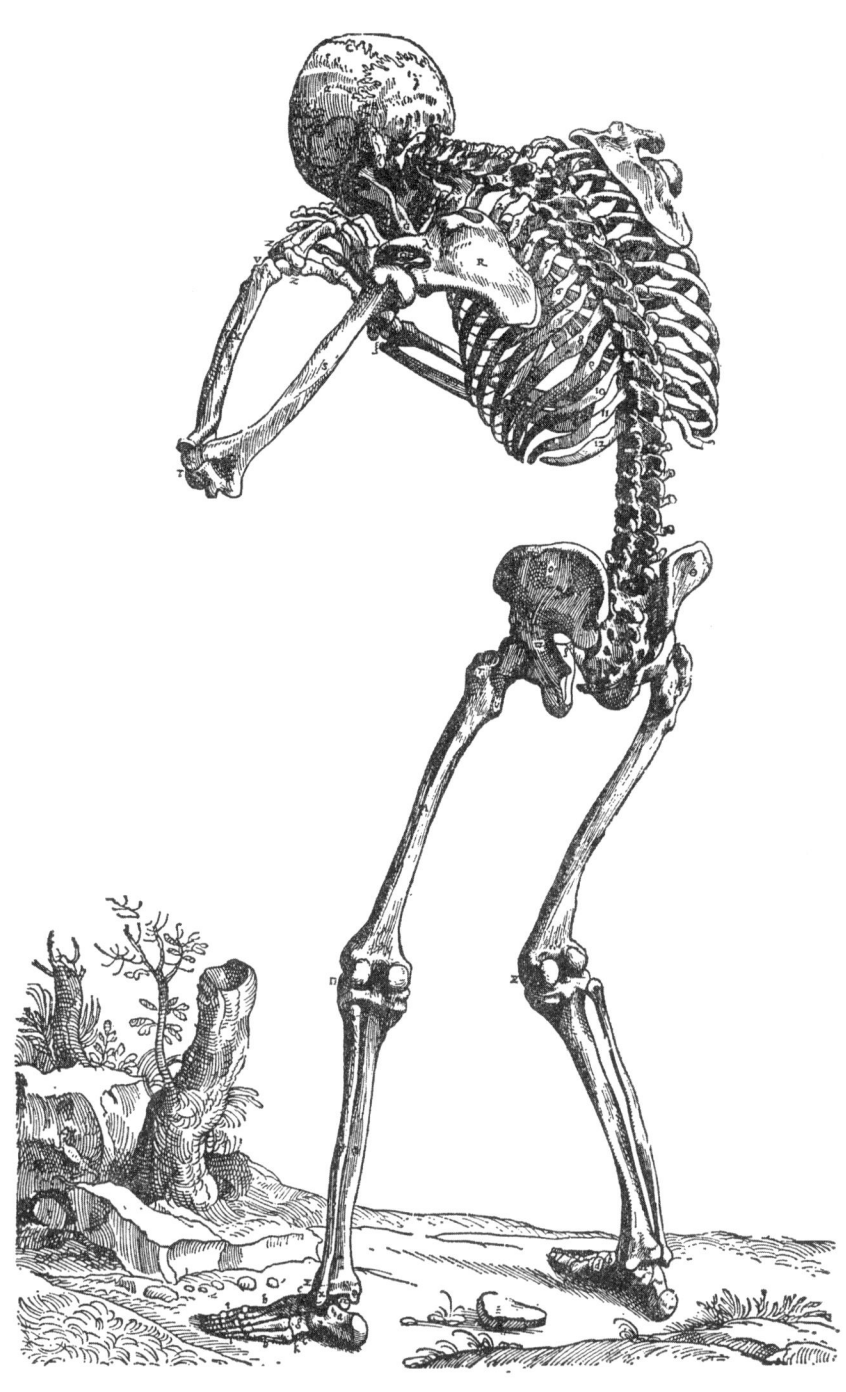

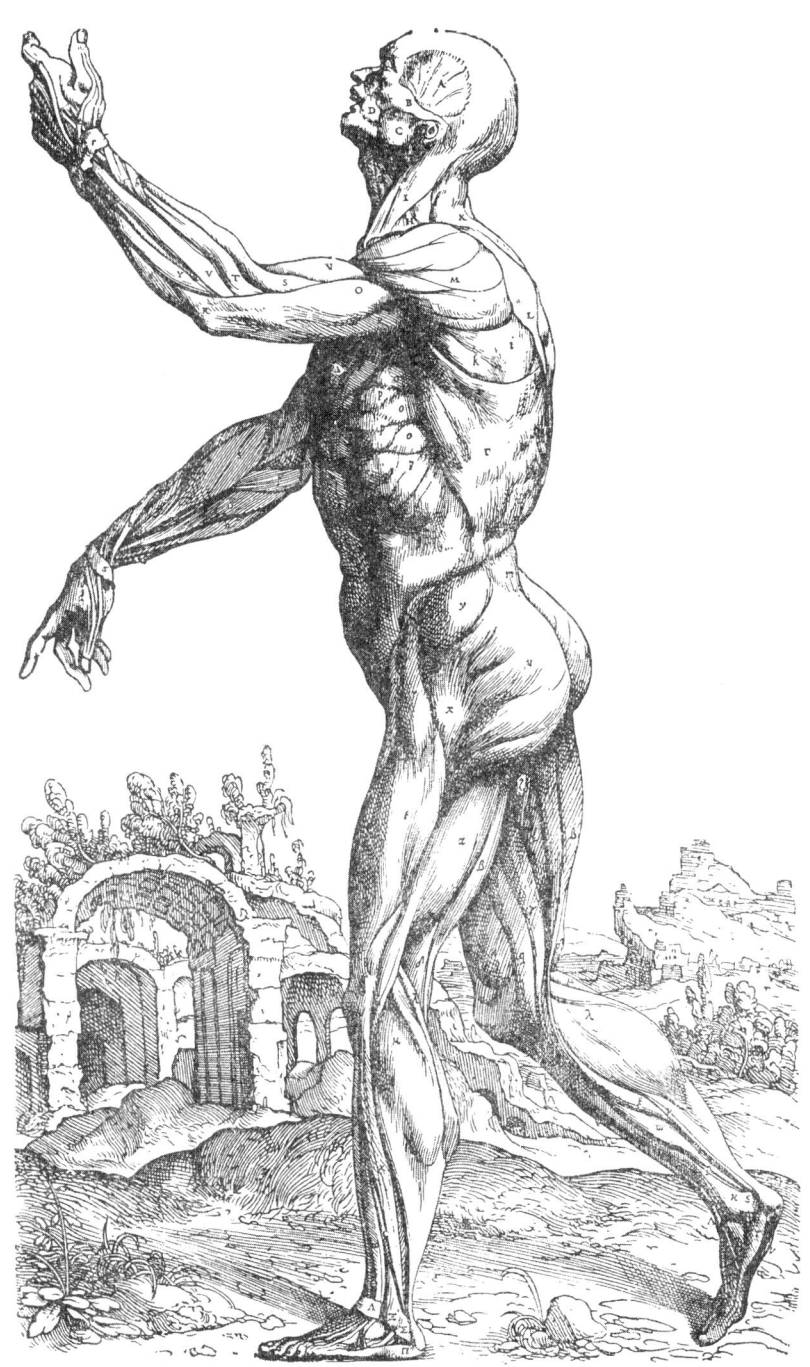

베살리우스의 해부도(왼쪽, 위).

음의 몇몇 사람들만은 기억해둘 필요가 있다. 파도바에서 베살리우스의 자리를 계승한 후계자로 그에 버금간다고 일컬어지던 팔로피오(1523~1562), 로마대학 교수로 활동한 에우스타키, 근육과 관절 구조 연구자로 유명한 아쿠아펜덴테의 파브리키우스(1537~1615), 장의 림프 체계에 관해 서술한 바르톨린(코펜하겐), 췌장과 그 외분비 시스템에 관해 서술한 위르숭, 신경조직의 해부를 연구한 실비우스와 윌리스 등이 그렇다.

17세기에는 중요한 발견으로 이름을 남긴 다음 세 사람을 꼽을 수 있다.

볼로냐 대학과 피사 대학 교수로 일한 말피기(1628~1694)는 최초로 현미경을 사용한 사람이다. 이 현미경 덕택에 모세관의 존재를 발견할 수 있었으며, 이로써 윌리엄 하비가 발견한 혈액순환 관련 내용들을 보완할 수 있었다.

네덜란드 델프트 태생인 레이우엔훅(1632~1723)은 200대의 현미경을 갖고 있었다고 하며, 게다가 몸소 현미경을 꾸준히 개량했다고 한다. 현미경의 성능은 당시로서는 놀라울 만큼 훌륭했으며, 덕택에 그는 혈액 속의 적혈구, 정자, 적충류* 등을 발견할 수 있었다. 현미경을 사용한 연구 방법은 순수하게 분석적이었고, 인체만을 연구 대상으로 삼지는 않았다. 그 시대 특유의 '만능인'이었던 레이우엔훅은 모든 것에 흥미를 품고 자연사에 열정을 쏟았던 것

---

* 유기물질을 함유하며, 수중에서 생활하는 미소한 동물.

이다. 이는 당시의 전형적인 인물상이기도 했다.

루이시(1638~1731) 역시 네덜란드 사람이다. 그는 혈관을 뚜렷이 두드러지게 하는 방법으로 부식법(약물을 주사하여 혈관을 미리 경화시켜 주변 조직을 부식시키는 방법)을 이용했다. 이 방법은 지금도 일반적으로 널리 사용되고 있으며, 이 덕택에 다른 방법으로는 얻을 수 없는 양질의 표본을 얻을 수 있게 되었다. 라이덴에 수집되어 있는 그의 컬렉션은 세계적으로 유명한데, 1717년에 그 일부가 러시아의 표트르 대제에게 팔렸다.

b) **실험생리학** – 해부학과 나란히 실험생리학이 출현했다. 이 분야를 지배하는 이름은 윌리엄 하비다.

윌리엄 하비(1578~1657)는 포크스톤에서 태어나 파도바 대학에

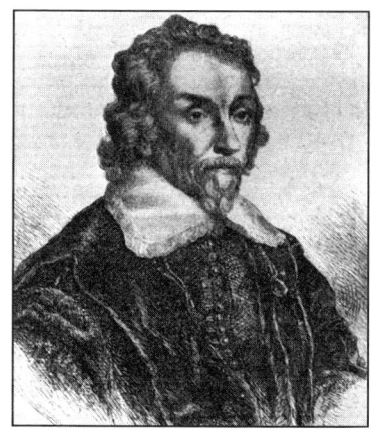

윌리엄 하비(1578~1657).
17세기 영국의 의학자. 실험을 통해 심장이 혈액을 순환시키는 펌프 역할을 한다는 것을 증명, 갈레노스의 학설을 부정함으로써 격렬한 반발을 불러일으켰다. 또 동물의 발생에 관해서도 연구하여 '모든 생물은 알에서 생겨난다'고 주장했다.

서 아쿠아펜덴테의 파브리키우스를 사사한 다음 런던에 정착했다. 그의 저서 『심장의 작용에 관하여 De Motu Cordis』는 1628년에 프랑크푸르트에서 출간되었다. 하비는 정확한 실험을 거듭한 끝에 심장이 혈액을 순환시키는 펌프 역할을 한다는 것을 증명했다. 게다가 그는 혈액순환에는 체순환과 폐순환의 두 가지가 있다고 서술했고, 심장의 좌우 두 쪽을 구분했으며, 정맥판의 중요성을 명확히 했다.

이 설은 작은 혁명이라 할 수 있다. 왜냐하면 데카르트와 데카르트 학파의 몇몇 해부학자들은 이를 받아들였지만, 리오란이나 가

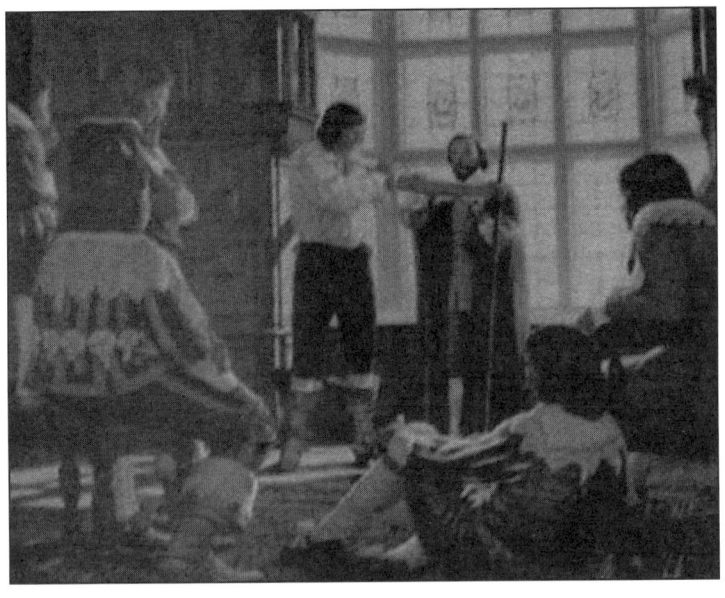

의학사상 최고의 실험으로 여겨지는 하비의 결찰사 실험. 하비는 당시 갈레노스의 추종자들이 생각하고 있듯이, 피는 심장에서 만들어져 온몸을 흐른 다음 없어지는 것이 아니라 온몸을 돌아 다시 심장으로 돌아온다는 '혈액순환'의 개념을 생각하고 결찰사(혈관을 묶는 실) 실험을 통해 증명했다.

센디 등 많은 학자들은 경험주의적 입장에서 이 설을 격렬하게 공박했기 때문이다. 그 중에서도 배타적 정신의 소유자로 널리 알려진 파리 대학의 의학부장 기 파텡은 스스로를 '반(反)순환파'로 칭하며 "순환은 역설이요 의학적으로 무용하며, 불가능하고 불가해하고 부조리하며 인간의 생명에 해로운 것이다."라고까지 말했다. 당시까지만 해도 심장이 영혼의 거처, 혹은 생명의 정기들의 중추로 간주되었음을 잊어서는 안 될 것이다. 하지만 하비도 이 설에서 완전히 벗어나지는 못했던 것 같다. 피의 순환을 '천체의 회전 운동'과 비슷한 것으로 여겼으니 말이다.

스테논은 근육의 움직임을 역학적으로 연구했다. 영국인 R. 로워(1631~1691)는 1665년에 동물 수혈에 성공했고, 데니스는 1667년에 파리에서 인체 수혈을 시도했다.

영국의 생리학자인 메이요(1634~1675)는 폐에서 나오는 혈액과 폐로 들어가는 혈액을 조사하고, 그 조직이 가스성 물질(공기 중의 기상 질소 부분)에 의해 변화를 겪는다고 생각했다. 이는 그로부터 1세기 뒤에 라부아지에가 발견하게 되는 폐에 의한 호흡작용을 예시하는 것이었다.

당시 학자들에게는 모든 것이 탐구와 관찰의 대상이었다. 이탈리아의 산토리우스(1561~1636) 같은 이는 인체의 중량의 변화를 연구하기 위해 생의 일정 시기를 줄곧 저울 위에 앉아서 보냈다. 그를 비웃어서는 안 된다. 산토리우스는 처음으로 맥을 헤아리고 처음으로 온도계를 사용하여 체온을 잰 사람이기 때문이다. 현대의학의 이 기초적인 두 요소(맥박과 체온)는 유감스럽게도 그의 사후에는 잊혀지고 만다.

　마지막으로 잠베카리를 인용하자. 그는 실험적 외과의술을 행한 최초의 인물인 것 같다. 그는 개를 대상으로 하여, 비장과 신장과 쓸개, 그리고 췌장과 간장과 장의 일부 등, 각종 조직의 절제를 성공적으로 수행했던 것 같다.

　당시의 비판 정신은 고대의 텍스트들 쪽으로 화살을 돌리기도 했다. 이 텍스트들은 무수히 수정되고 개편되고 그리스어와 아라비아어로 번역되었기 때문에 이미 이해하기 어려운 상태였다. 갈레노스와 히포크라테스(주로 라블레가 번역했다)에 대한 재검토가 이루어져 고쳐서 번역되고 여러 곳에 수정이 가해졌다. 게스너는 고대의 저명한 모든 외과 관련 저술들을 라틴어로 번역하여 1555년에 바젤에서 출판했다. 인쇄술의 등장으로 이 저술들은 급속히 퍼져나갔다.

　하지만 그런 일을 한 사람들 가운데 외과의는 거의 없다. 간접적이라고는 해도 외과학의 진보에 큰 도움이 된 이러한 연구들은 외과학과 무관한 사람들에 의해 이루어진 개별적 연구에 지나지 않았다. 그런 상황에서 외과의인 앙브루아즈 파레라는 인물에 의해 새로운 흐름들이 탄생하려 하고 있었다. 그는 탁월한 인품과 기술로 16세기와 17세기를 지배하게 된다.

앙브루아즈 파레(1510~1592)는 라발에서 상자제조인의 아들로 태어나 크게 출세한 인물이다. "천한 이발사-외과의에서 출발하여, 1536년에 종기, 혹, 탄저병 등을 치료하는 능력을 인정받고서 서서히 지위와 명성을 획득하여 마침내 프랑스 왕의 외과의라는 높은 지위를 얻기에 이른다. 4대에 이르는 프랑스 왕을 섬기고 프랑스 외과학의 개혁자가 되었다"(포르그). 파리의 시민병원에서 수학한 후 면허를 딴 파레는 프랑스 보병의 연대장인 몽트장 장군을 모시게 되어 이탈리아 전선으로 갔고, 3년간의 전장 생활을 한 뒤 파리로 돌아와 1541년에 결혼했다.

그 후에도 그는 생의 상당 기간을 군대에서 보내게 된다. 로앙 장군을 따라 페르피냥과 불로뉴에서 종군했고, 또 방돔 장군을 따라 피카르디로 갔다. 1552년 프랑스 왕 앙리 2세의 외과의였던 파레는 당시 포위되어 있던 메츠로 가라는 명령을 받는다. 포위된 요새

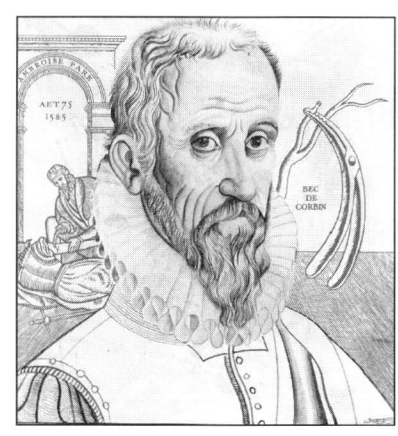

앙브루아즈 파레(1510~1592).
천한 이발사-외과의 출신으로 왕의 시의 자리까지 오른 프랑스 외과학의 개혁자. 어려운 라틴어 대신에 프랑스어로 의학서를 썼으며, 뛰어난 솜씨와 고결한 인품의 소유자였다.

를 지키고 있던 기즈 공이 앙브루아즈 파레 선생을 파견하지 않는 한 어떤 조건에도 응하지 않겠다고 했기 때문이다. 다음 해, 에뎅이 포위되었을 때는 에스파냐군의 포로가 되었지만 곧 풀려났다. 그만큼 그의 존재는 중시되었던 것이다. 이렇게 해서 파레는 무엇보다 우선 군대 부속 외과의로 명성을 날렸다. 그렇게 전장을 전전하면서도 그는 틈틈이 파리로 돌아와 저술에도 힘을 쏟았다.

1546년에 첫 번째 책, 『화승총과 그밖의 다른 화기에 의한 화상 및 화상·투창 등에 의한 상처의 치료방법, 그리고 대포용 화약에 의한 화상에 관하여』를 출간하면서 세상에 널리 이름이 알려지게 된다. 파레는 자신의 책을 프랑스어로 썼다. 뒤이어 다른 많은 저술들이 출간되었으며, 이 저술들은 1573년에 분야별로 정리되어 전집으로 간행되었다. 이 저술들 가운데는 베살리우스의 해부학을 요약한 책도 포함되어 있다. 이 책의 출간은 격렬한 항의와 논쟁을 불러일으켰다. 긴 옷을 입은 '선서한 외과의'들은 파레가 라틴어를 모른다고 비난했고, 의과대학은 파레가 감히 열(熱)에 대해 언급했다고 비난하면서 소송까지 제기했다.

전집은 통일된 체계를 갖추고 있지도 않았다. 뛰어난 치료법과 관찰들이 종종 엉뚱하게 선택된 고대 텍스트들의 번역문구들이나 운문으로 된 경구들이 일각수, 뮤미*, 괴물 등에 관한 괴상한 이야

---

* 약으로 사용된 미라 분말. 15~16세기 상인들은 미라를 도굴하여 수출했는데 유럽에서는 이 미라 가루가 만병통치약으로 통했다.

기들과 뒤섞여 있었기 때문이다. 어쩌면 그것은 앙브루아즈 선생이 당시의 전통에 맞춘 것일 수도 있고, 열정은 있지만 능력이 부족한 조력자의 도움을 받았기 때문일 수도 있다. 이에 관해서는 어떤 주장도 할 수 없으며, 우리는 다만 그의 순수한 외과학적 업적에 대해 살펴보기로 하자. 파레의 저서는 19세기에 이르기까지 그에 버금가는 이를 찾아볼 수 없을 만큼 폭넓은 통찰력과 이해력을 지닌 인물이었음을 알게 해준다.

이런 점은 그의 첫 저술인 『화승총과 그밖의 다른 화기에 의한…화상에 관하여』에서부터 확연하게 나타난다. 정확한 관찰과 함께 인습과의 투쟁으로 가득한 이 저술은 당시에 신봉되던 치료법을 뒤집는 것이었다. 당시까지만 해도 총에 의한 상처에는 독이 들어

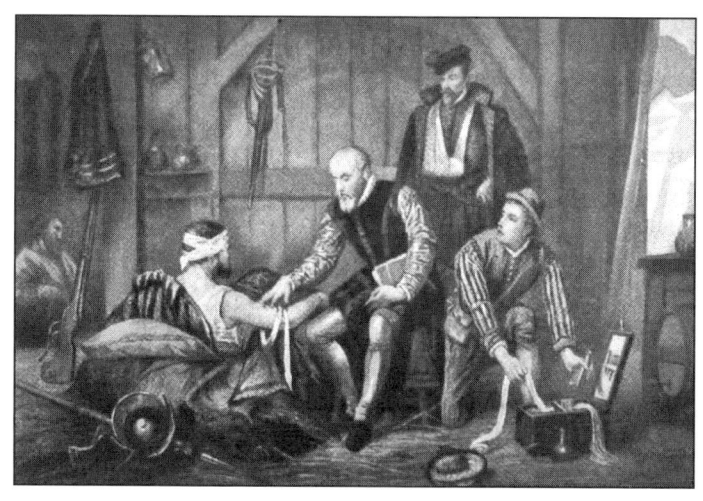

부상을 입은 병사들을 치료하는 앙브루아즈 파레.

간다고 하여 도검에 의한 상처보다 훨씬 무겁게 여기고 있었다. 화기의 사용 자체가 최근의 일이었다. 그래서 브룬스비히 같은 이는 1499년 스트라스부르에서 출간한 저서 『총상 의학서Buch der Wund-Artzney』에서, 이 독을 제거하기 위해서는 달군 쇠나 끓는 기름에 의한 소훼요법으로 상처를 충분히 화농시켜 독소의 배출을 촉진시키도록 권하고 있다.

그러나 그런 치료법은 독소를 제거하기는커녕 상처를 악화시켜 광범위하게 괴사를 발생시켰다. 이에 대해 파레는 통증이 적고 좀 더 유효한 치료법을 우연히 발견하여 활용하려 했다. 그는 이렇게 말했다.

"어느 날 나는 기름이 부족하여 기름 대신 달걀 노른자와 장미유와 테레빈유로 만든 소화약(消化藥)을 사용할 수밖에 없었다. 그날 밤 나는 기름을 쓰지 못한 환자들이 소훼요법을 받지 못해 독 때문에 죽지 않을까 싶어 잠을 이룰 수가 없었다. 날이 밝기도 전에 잠에서 깨어난 나는 그들을 진찰하러 갔다. 그러자 참으로 놀랍게도 전혀 예상치 못한 일이 벌어져 있었다. 뜨거운 기름을 쓴 환자들은 발열에 심한 통증을 호소했고 상처 주위가 부어올라 있었다. 그에 반해 소화약을 바른 환자들은 통증도 상당히 가시고 상처에는 염증도 종기도 없었으며 밤에 잠도 잘 잔 듯했다. 그 뒤부터 나는 가엾은 총상 환자들에게 더 이상 그 끔찍한 소훼요법을 쓰지 않기로 했다."

또한 파레는 당시에 빈번하게 행해지던 수족 절단 시의 동맥 결찰을 장려했다. "절단한 손이나 다리의 절단면에 드러난 동맥을 끈으로 묶는다는 이야기는 지금까지 들은 적도, 본 적도 없다. 그것은 오로지 신의 은총으로 얻은 치료법이다."라고 파레는 쓰고 있다. 사실 그때까지는 출혈을 막으려면 상처가 하얗게 될 때까지 소훼요법을 쓰는 수밖에 없었다. 게다가 파레는 붕대나 보장구(특히 의수나 의족)를 보급하는 등 수많은 외과기구를 개량했다. 또 헤르니아 수술 때마다 행해지던 거세라는 부손상이 동반되는 치료법과도 싸웠다. 수정관을 잘 다루어 고환을 구할 수 있음을 보여준 것이다.

파레의 업적을 정리해보자. 거듭 말하지만 파레의 치료법의 특징은 대담한 기술에 있지 않다. 당시는 마취약도 화농방지제도 없는 시대였으므로 달리 어떻게 해볼 수도 없었다. 논리적인 사고방식, 훌륭한 양식, 연역적인 세심한 관찰 등이 파레의 최대 장점이었다.

파레의 인품 역시 의술 못지않게 고매했다. 군속 외과의였던 파레는 전장에서 난폭한 행위들과 외침소리에 둘러싸여 있었지만 부상자에 대한 자비심을 잃지 않았고 그들의 아픔을 자기 자신의 아픔으로 느꼈다. 병상에 있던 샤를 9세와의 다음과 같은 대화가 전해지고 있다.

샤를 9세 : 병원의 가난한 환자들보다는 왕인 나에게 훨씬 더 나은 치료를 해줄 것이라 생각하오.

파레 : 아닙니다, 폐하. 그것은 불가능합니다.

샤를 9세 : 어째서 그렇소?

파레 : 저는 그들을 왕들처럼 치료하기 때문입니다.

유명 외과의로서의 높은 사회적 지위에 걸맞은 고매한 인격을 갖춘 파레에게 사람들은 찬사를 아끼지 않았다. 그리고 파레의 저서가 프랑스어로 씌어졌다는 것 역시 사람들, 특히 외과의들에게는 큰 의미를 지닌 것이었다. 일반적으로 당시 외과의들은 학식이 낮아 라틴어를 이해하지 못하는 이가 대부분이었다. 파레의 선례를 보고 외과의들은 모두 프랑스어로 책을 쓰게 된다.

앙브루아즈 파레의 예는 모든 외과의들에게 하나의 자극제가 되었다. 낮은 신분 출신인데다 라틴어도 모르고, 갈레노스가 누군지도 모르던 일개 이발사—외과의가 크게 성공하여 뭇사람들의 존경을 받는 최고의 사회적 지위에 오른 것이다.

다른 외과의들은 향후 200년 동안 앙브루아즈 파레의 그늘 속에 묻혀 지내게 된다. 파레에 비하면 그들은 '보수적'이고 생기를 잃은 듯이 보인다. 그러나 다음 몇몇 사람 정도는 언급하지 않을 수 없다.

16세기와 17세기에 이탈리아의 해부 전문 학교들은 몇 사람의 뛰어난 외과의들을 탄생시켰다. 카프리의 베란제, '대장치'라고 불린 새로운 방광결석 쇄석술을 기술한 마리아노 산토 디 바를레테 같은 이들이 그렇다. 비두스 비디우스(1500~1548)는 특히 외과 관련 그리스 문헌들을 산테리노스와 프리마티초의 삽화를 넣은 화려한 라틴어판으로 출판한 것으로 유명하다. 불로뉴의 타글리아코지(1546~1599)는 피부 이식수술, 그 중에서도 조비술(造鼻術)로 유명하다.

당시 이탈리아인들은 결투 때 상대의 얼굴을 상하게 하기 위해 코를 자르는 경우가 자주 있었다. 그런데, 코에 대한 외과적 처치인 조비술은 성직자들로부터 "창조주의 작품을 훼손하는 비난받아 마땅한 일"이라 하여 심한 공격을 받았다. 신만이 사람을 만들 수 있다는 것이다. 타글리아코지가 죽은 뒤 그의 유골은 지은 죄에 대한 응보로 성스러운 묘지가 아닌 곳에 매장되었다. 타글리아코지도 떠돌이 외과치료사 가운데 한 명이었지만, 16세기의 가장 유명한 떠돌이 외과치료사는 프랑코이다.

피에르 프랑코(1506?~1579)는 프로방스에서 태어나 사부아 지방으로 망명했다. 아마 위그노*였기 때문일 것이다. 스위스 전역을 떠돌아다녔고, 1562년에 프랑스의 리옹과 오랑주에 모습을 나타냈다. 피에르 프랑코는 '방광절개, 헤르니아, 백내장' 전문의였다. 그의 독창적인 면은 특히 방광절개에서 두드러졌다. 그는 매우 정교한 작은 기구들의 도움을 빌려, 굽은 잿빛 유리를 사용하는 측면

---

* 16~17세기경의 프랑스 칼뱅파 신교도를 통틀어 이르던 말.

절개에 관해 기술하고 있다. 뿐만 아니라 그는 하복부 절개 방법도 창시했다. 그것은 과거처럼 회음부를 절개하지 않고 복부를 절개하여 결석을 찾는 방법이었다.

프랑코는 몇 가지 점들, 특히 창의성이나 도덕적인 면에서 파레에 버금가는 사람이었다. 그는 이렇게 말한 것으로 알려져 있다. "환자를 위험에 처하지 않게 하기 위해서는 중요한 조치들을 최대한 빨리 취하도록 유의해야 한다."

뷔르츠(1514~1575)는 취리히에서 태어났다. 파레와 마찬가지로 낮은 가문 출신인 그는 전 유럽(뉘른베르크, 파도바, 로마)을 돌아다니며 실제 치료를 통해 의술을 터득했으며 결국에는 바젤에 정착했다. 그는 "당시의 독일 외과의들이 모르고 있던" 해부학을 소개하고, 붕대의 남용과 사지의 과잉 절단에 항의했다. 그의 저술은 독일어권 나라들에서 큰 반향을 일으켰다.

힐덴의 파브리스(1560~1636)는 뷔르츠의 계승자이다. 뷔르츠에게 배워 검사를 꼼꼼히 행했고 치료에 세심한 주의를 기울였으며 해부학에도 관심을 품고 있었다. 대담한 수술에도 손을 댔고, 천두술, 기관절제, 장의 봉합, 동맥혹 치료를 위한 동맥 결찰 등을 행했다. 자석을 이용하여 눈에 박힌 철편을 빼낸다는 훌륭한 아이디어도 생각해냈다. 그는 독일에서 과학적 외과학의 창시자로 되어있는데, 이는 정당한 평가이다.

마지막으로 파라켈수스(1493~1541)를 거론하지 않을 수 없다. 취리히에서 태어난 그는 길지 않은 생애 동안 지식을 구해 유럽 전역을 돌아다니다가 1527년에 외과 및 의학교수로 바젤에 정착했다. 이 인물에 관해 객관적인 견해를 내놓기란 매우 어려운 일이지만, 그의 교육이 당대에 상당한 반향을 불러일으켰던 것은 확실하다. 그는 취임 기념 강연 때 갈레노스와 아비센나의 저서들을 불태우면서 "이런 지식은 없애버리자!"라고 외쳤고, 각자 자기 자신의 체험에 충실할 것을 호소할 정도의 개혁자였다.

그런데, 그의 저술에는 정확한 관찰들이 기술되어 있기도 하지만, 점성술과 연금술을 바탕으로 한 모호한 비교(秘敎)적인 것이 복잡하게 뒤섞여 있었다. 그래서 그를 약장수 취급하는 이들도 많고, 천재적인 개혁자로 보는 이들도 있다.

파라켈수스는 1536년에 『대외과학』을 출간했는데, 이 책에는 외

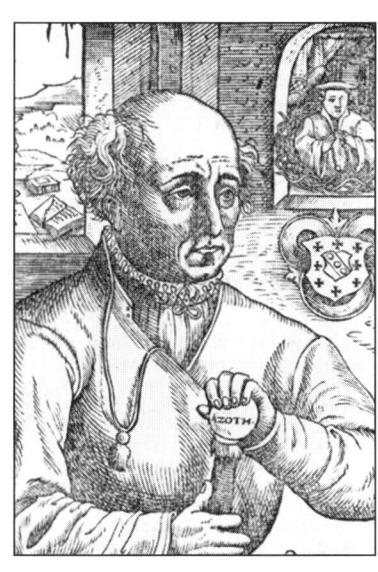

파라켈수스(1493~1541).
중세의 가장 논쟁적인 의사이자 연금술사.
광물학과 연금술을 의학에 접목했다.

과에 관한 기술이 극히 조금밖에 없다. 수술에 관한 언급은 하나도 없고 외상에 관해 장황하게 기술한 후, 되도록 상처에는 접촉하지 말라는 지침과 더불어 "상처를 청결하게 유지하고 오염되지 않게 할 것"과 "자연 그대로 유지할 것"을 권하고 있다. 더욱이 상처에는 보존 사체(미라)의 분말로 만든 뮤미에 의한 치료를 베풀도록 지시하고 있다.

이 파라켈수스 같은 인물 속에는 의학사의 두 시기의 여러 상반된 흐름들이 함축되어 있다고 말할 수 있을 것이다.

16세기와 17세기에 대한 이상과 같은 개괄을 통해 우리는 당시가 과학정신이 태동하여 해부학과 생리학의 창조를 가능하게 한 시기였음을 알 수 있다. 16세기에 활약한 앙브루아즈 파레와 힐덴의 파브리스를 제외하고, 저명한 외과의는 거의 출현하지 않았다. 그런데 이 시기는 이름난 외과의는 적은 반면, 외과의들 사이에서 격심한 논쟁이 두드러졌던 시기였다. 앞에서 우리는 1515년에 파리 대학이 외과의들의 입학을 허가하는 것으로 종결된 이 분쟁의 첫 번째 에피소드를 살펴보았다. 그 이후로 대학은 긴 옷과 짧은 옷의 두 외과의 그룹을 자신의 지배 아래에 둘 수 있었다. 그리고, 지배를 위해 둘로 나눈 채, 때로는 비열하게도 양자를 반목시키기까지 했다.

16세기 내내 여러 분쟁들이 계속되었는데, 긴 옷의 외과의들은 당당하게 지내며 교육이 라틴어만으로 이루어질 것을 요구한 반면, 가난한 이발사-외과의들은 주위의 경멸을 받으며 일 속으로 피신했다. 앙브루아즈 파레와 프랑코가 천한 이발사-외과의 출신임을 잊지 말자.

이런 분쟁을 두고볼 수 없었던 루이 16세는 1660년에 모든 외과의를 단일 조합으로 만들어 대학의 지배 하에 둔다는 칙령을 내렸다. 이 조합은 지위가 낮았고, '학위, 면허, 박사 자격' 등 그 어떤 것도 취할 수 없었으며, 긴 옷 짧은 옷을 불문하고 옷을 걸치는 것 자체가 허용되지 않았다. 그들 외과의들이 어느 정도의 경멸을 받았는지는 1672년까지 의학부장으로 재직했던 기 파텡의 다음과 같은 편지에 잘 드러나 있다.

"그들은 장화신은 종복들이다. 수염을 기르고 면도칼을 휘두르는 괴상한 멋쟁이들이다."

란세트(종두칼)와 관장 정도 밖에 할 줄 모르는 사람들이 하는 야유치고는 참으로 기막힌 야유라 할 만하다. 결국 의사 측이 승리를 한 셈이지만 의사와 외과의 사이의 넘을 수 없는 벽이 프랑스 대혁명 때까지 파괴되지 않은 것은 서로간에 불행한 일이었다고 할 수 있다.

어떻든 외과의들이 하나의 단체로 묶이긴 했다. 그리고 참으로 다행스럽게도 외과의 펠릭스가 루이 14세의 치질 수술(왕의 수술을 반 년 뒤로 미루고는 그 동안 하층계급 사람들을 실험상대로 삼아 수술을 행했다. 환자들 대부분은 죽었고, 야음을 틈타 매장했다고 전해진다)에서 거둔 빛나는 성공은 그들의 지위를 현저하게 향상시키게 된다. 펠릭스는 30만 리브르라는 거액의 사례금을 받았다. 그것은 왕이 수석 시의에게 주는 사례금의 3배나 되는 액수였다. 게다가 왕은 그 후 그를 절대적으로 신뢰했고, 왕의 신뢰는 그의 후계자인 마레샬에게까지 이어졌다.

조합 전체가 혜택을 보았고, 그 혜택은 루이 14세가 죽은 다음에도 이어졌다. 루이 15세는 자신의 전속 외과의를 보호했을 뿐 아니라 생 콤의 외과 의학교를 재구성하고는 이 학교에 학생들을 교육할 수 있는 권한을 주었다. 다섯 개의 교수직이 만들어졌고, 그들

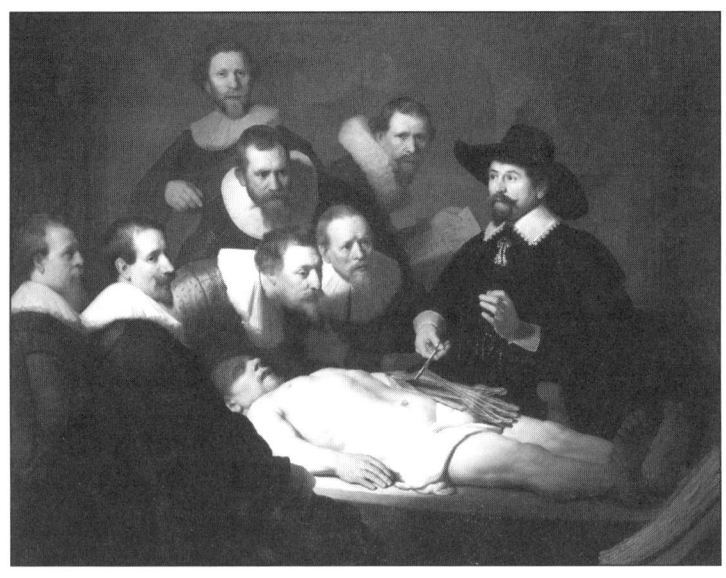

렘브란트가 그린「의사 니콜라스 터프의 해부학 수업」(1632).

에게 "생 콤의 대강당에서 외과의 여러 분야를 강의"할 책임이 맡겨졌다.

이는 당시까지 의학부에 군림하고 있던 학자 선생들에게는 일대 사건이었고, 의학부는 즉각 불복종 외과의들을 제재할 행동에 착수했다. 의학부장을 위시하여 모든 선생들이 정장 차림으로 집결했다. 일행은 눈덮인 파리의 거리를 지나 생 콤에 도착했다. 떠들기 좋아하고 호기심 많은 파리의 구경꾼들이 왁자지껄하며 그 뒤를 따랐다.

생 콤에 도착하자 학부장이 정문 앞으로 나아갔다. 그의 오른쪽에는 해골을 든 해부학 교수가 버티고 섰다. 아무리 문을 두드리고 큰 소리를 내고 호통을 쳐도 닫힌 문은 열리지 않았다. 안에서는 외과의 학생들의 야유소리만이 들려왔다. 전령은 학생들에게 이렇게 외쳤다.

"의학부 선생님들께서 여기에 오셨다. 선생님들은 강당을 돌려받으러 오셨다. 여러분들이 강당을 세운 것은 이 선생님들을 위한 것이다. 선생님들은 책 속에 틀어박혀 있는 지식을 여러분들에게 하사하신다."

하지만 전혀 통하지 않았다. 문 안의 사람들은 고함을 지르고 학자 선생들에게 야유를 퍼부었으며, 존경을 표하기는커녕 그들을 쫓아버렸다.

1731년 12월 18일, 왕은 외과의를 위한 왕립 아카데미를 세워 외과의들의 그러한 사회적 지위 상승을 공인한다.

13. 18세기

외과학은 16세기와 17세기를 거치면서 새로운 단계로 진입했다. 그것은 과학정신이 되살아나고 개인적 관찰이 중시됨으로써 가능했으며, 초기의 여러 가지 성과들은 순수하게 외과의 영역에서라기보다는 해부학과 생리학의 영역에서 비롯된 것이었다. 사실 이 시대의 외과의들이 고대 그리스의 외과의들보다 훨씬 더 많은 지식을 지녔던 것은 아니다. 단지 과학의 길로 크게 한 발짝 내디디려 하던 시대였으며, 그것은 마침내 마취법과 소독법이 발견되면서 진정한 외과학의 탄생으로 이어진다.

18세기는 이제까지 성취한 발판을 견고하게 굳히고, 중세의 정신상태를 완전히 떨쳐내는 시대라 할 수 있다. 앞에서 살펴보았듯이, 16세기와 17세기, 즉 르네상스 시대에는 윌리엄 하비나 앙브루아즈 파레와 같이 뛰어난 사람들조차도 중세의 정신을 상당히 간직하고 있었던 것이다.

하지만 18세기는 해부학, 생리학, 임상의학 영역에서 큰 진보가 이루어졌다는 점에서는 이전의 두 세기와 유사하다고 할 수 있다.

a) 해부학

 기술(記述) 해부학은 베살리우스의 업적 이후로는 적어도 육안으로 볼 수 있는 범위의 인체 연구에 있어서는 더 이상 발견할 만한 것이 거의 없었다. 단지 세부 연구들이 다음과 같은 사람들에 의해 추가되었다.

 이탈리아의 마스카니는 수은 주입법을 사용하여 당시까지의 림프관에 관한 설을 수정했다. 영국인 더글러스는 복막의 주름에 관해 주목할 만한 논문을 남기고 있다. 프랑스에서는 비크-다쥐르를 꼽을 수 있다. 이들 가운데 가장 널리 알려진 인물은 덴마크의 윈슬로로서, 그는 파리에서 행한 전문 교육을 바탕으로 하여 완전한 기술해부학(해부학적 진술) 논문을 출판했다.

 외과의들에게 크게 이바지하게 될 이 시대의 주목할 만한 연구는 바로 국소해부학(외과해부학이라고도 불린다)에 대한 연구다. 이 연구의 목적은 "국소의 표층에서 심층에 이르기까지 한 층씩 해부함으로써 완전한 해부학적 기술을 외과의에게 제공하는 것"(르센)이다. 이는 외과의가 수술을 행하게 될 부위를 사체를 이용하여 미리 숙지하게 하기 위한 것으로, 이런저런 기관들에 닥칠 위험과 난관, 그 기관들 사이의 여러 요소들의 상호관계 등을 가능한 한 최대한 세밀하게 연구하는 것이었다.

 사람들은 이러한 연구의 중요성을 인정했고, 외과의들 스스로 이러한 연구에 매달려야 함을 잘 이해했다. 다만 연구 대상은 당시 외과의들이 실제로 수술을 하고 있던 부분, 즉 팔과 다리에 한정되어 있었다. 당시만 해도 복부와 흉부의 수술은 불가능했고 생각조차 할 수 없었다(이 부분들에 대한 국소해부학은 19세기 말에 이르러서야 처음으로 행해지게 된다).

결국 모든 외과의들이 많은 해부를 실시하게 되었다. 당시의 위대한 외과의들은 외과해부학 관련 저서들을 남기고 있다. 이탈리아의 스카르파, 프랑스의 리외토, 드조, 그리고 장-루이 프티, 영국의 헌터 형제 등의 이름을 들 수 있는데, 이 이름들은 오늘날의 외과의들이 자주 입에 올리는 관(管)이라든가 삼각(三角)과 결부되어 있다(예를 들면 '스카르파의 삼각'은 넓적다리의 일부, 리외토의 삼각은 방광의 내공 일부를 가리킨다).

한편, 해부학자 모르가니가 창안한 또 다른 연구방법이 곧 그 중요성을 크게 인정받게 되는데, 병리해부학이 바로 그것이다. 생체의 관찰과 사체해부에 의해 드러나는 상해들을 병과 비교해본다는

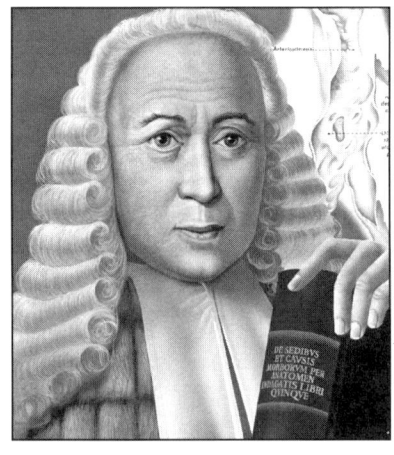

모르가니(1682~1771).
이탈리아의 해부학자·병리학자. 「해부로 인하여 검색된 질병의 위치와 원인에 관하여」(1761)를 저술하여 '병리학의 아버지'라 일컬어진다.

생각은 오늘의 우리에게는 극히 당연한 일로 여겨지지만, 지금으로부터 250년 전에 살았던 의사들에게는 그렇지가 않았다. 때로는 천 년도 더 이전의 옛 이론에 젖어 있기까지 했던 그들로서는 그와 같은 논리적 추론이 불가능했다. 병리해부학의 중요성을 맨 먼저 이해한 이들은 외과의들이었던 것 같다.

모르가니(1682~1771)는 이탈리아의 포를리 태생으로 유서깊은 파도바 대학 교수가 되었다. 그는 방대한 기록을 남겼는데, 그 속에 사체해부의 소견들이 모두 수록되어 있다. 그가 해부를 통해 알아낸 모든 발견들이 환자의 사망 전의 증상이나 질환과 비교되어 있다. 모르가니는 제4권의 서간체 헌사 속에서 병리해부학을 이렇게 정의하고 있다.

"병의 원인을 알기 위해서는 다음의 방법 밖에는 없습니다. 즉, 가능한 한 많은 병력(病歷)과 그 병에 대한 병리해부 결과를 모아 양쪽을 비교해보는 것입니다."

이렇게 하여 광대한 탐구 영역이 개척되었는데, 이것은 언제 수술에 임해야 할지 모르는 질환들과 끊임없이 대면해야 하는 외과의들에게는 특히나 소중한 것이었다. 하지만 모르가니는 단지 청사진을 그렸을 뿐이었다. 그의 관찰들은 종종 임상증상들에 대한 매우 평범한 기술들에 지나지 않았고, 동시대 사람들에게 이해되었던 것 같지도 않다. 하지만 그가 내디딘 첫걸음은 엄청난 것이었음에 틀림없다. 그러나, 영국의 베일리(1751~1823)만은 이 병리해부학의 가치를 이해하고서 그것을 자신의 연구 영역에 포함시켜 한 권의 책으로 모았다. 그의 『병리해부학 Morbid Anatomy』은 멋진 삽화들을 넣어 1793년에 출간되었다.

b) 생리학

18세기에 특히 크게 진보한 것이 바로 생리학이다. 인체에 관한 이 새로운 연구방법을 탄생시킨 이는 의사가 아니라 이 시대 특유의 사람들, 정밀과학에 대한 열정을 품고서 탐구에 온통 정신을 쏟았던 사람들, 종종 화학자이자 식물학자인 동시에 작가인 사람들이었다.

알브레히트 폰 할러(1708~1777)는 바로 그 전형이라 할 수 있는 인물이다. 베른에서 태어나 괴팅겐 대학 교수로 일한 그는 해부학자, 식물학자, 생리학자인 동시에 시인이었다. 인체의 생리에 관한 그의 대(大)논문은 당시의 지식을 집대성한 것이다.

생리학에 관한 당시의 열정적인 발견들을 모두 탐구하다보면 외과 분야에서 너무 멀어져버린다. 하지만 본질적인 생체 기능들에 대한 탐구가 이루어졌던 점은 상기하도록 하자. 레오뮈르는 위의 기능과 소화에 관해 연구했다. 헤일스는 혈액순환의 역학 연구에 매달렸는데, 이를 위해 말의 동맥 속에 굽은 유리관을 삽입한 혈압계를 만들었다.

또 프리스틀리는 산소 분리에 성공했고, 라부아지에는 주목할 만한 일련의 실험과 연역을 통해 폐호흡 현상들을 발견했다.

이러한 발견들이 얼마나 중요했는지를 제시하기 위해 더 이상 진술할 필요는 없을 것이다. 더욱이 이러한 발견들은 각자가 따로 고립되어 있었던 것이 아니라 점차 서로 연관관계를 맺기에 이른다. 화학과 물리학이 생리학의 진보에 얼마나 도움이 되었는지는 폐호흡과 혈액순환의 관계가 점차 명백해지면서 비로소 확연하게 드러나게 된다.

하지만 더 이상 멀어지지 말고 본연의 외과학 분야로 돌아가기로 하자.

c) 외과 임상의학의 발전

18세기의 외과의는 절충주의자이기도 했다. 수술을 하는 경우는 적었고 기술적인 경험도 한정되어 있었지만, 사체해부는 많이 했다. 사체해부의 목적은 해부 대상이 된 그 부위를 연구하기 위해서이기도 했고, 의심이 가는 병상을 찾아내기 위해서이기도 했으며, 수술 행위 자체를 되풀이하기 위해서이기도 했다.

외과의들은 병의 증후에 대한 상세한 연구에 전념하는 임상의이자 때로는 교수였다. 유럽 전역에서 외과의 양성 교육이 점차 그들에게 맡겨졌다. 이론 교육을 보충하는 것으로서, 이따금씩 사체를 이용한 실습 교육이 행해졌다. 각자의 연구는 책으로 출간되는 외에도 학술회의에서 발표되기도 했고, 당시 발행되던 전문 잡지에 실리기도 했다.

프랑스 왕립 외과 아카데미는 가장 이름난 외과의 전문단체였다. 앞에서 살펴보았듯이 1731년에 루이 15세에 의해 설립되어 1793년 국민공의회의 법령에 의해 폐지될 때까지, 이 아카데미는 프랑스 외과학의 영광과 우월성을 나타내는 것이었다. 계몽적이면서 실천적인 교육을 수행하고, 수많은 훌륭한 연구 보고서를 출간하고, 외과의가 되는 데 필요한 논문의 공개심사가 행해진 곳이 바로 여기였다(1743년에 외과의들은 이발사들과는 완전히 별개의 조합을 만들었다).

한편, 유럽의 다른 나라들에서도 이와 동일한 기관들이 만들어지고 있었다. 비엔나의 '조세피눔' 학원, 베를린의 '페피니에르(양성소)', 성 페테르부르크의 '군사아카데미' 같은 기관들이 외과학의 진보와 보급에 공헌했다. 이 기관들은 다음과 같은 저명한 외과의들을 탄생시키는 역할도 담당하게 된다.

장-루이 프티(1674~1750)는 이 시대의 가장 특기할 만한 프랑스 외과의다. 파리에서 태어나 저명한 학자 리트레에게 해부학을 배웠다. 프티가 일곱 살 때 이웃에 살던 리트레가 토끼 해부를 가르쳐준 걸 보면 재능을 타고났던 모양이다. 그는 빠른 속도로 기술을 습득하여 젊어서부터 높은 명성을 얻었으며, 외과 아카데미가 설립되자 학원장으로 임명되었다.

프티는 우리가 이제껏 보아온 만능인의 한 사람이었다. 능숙한 교수이자 정확한 관찰자이자 솜씨 좋은 기술자로서, 동시대인들에게 많은 영향을 끼쳤다. 그의 관찰의 정확함은 수많은 상세한 기술들에 잘 드러나 있다. 예를 들면 절단된 동맥 내에서 혈흔이 못대가리 모양으로 형성되는 것이라든가, 그러한 조직화에 의해 출혈이 자연스레 멈추는 현상을 서술하고 있다.

프티는 이전 세대의 외과의들과는 달리 수술의 기술적 서술에만 그치지 않았다. 그는 병의 원인과 증후, 병세의 자연스런 추이에 관심을 가졌다. 수술 적응을 명확히 하고, 수술의 결과와 위험도 분명히 적시했다. 그는 수술 행위뿐만 아니라 환자 자체에게도 관심을 가졌다. 외과의가 자신의 일을 어떻게 인식해야 하는지 몸소 실천한 좋은 본보기라 할 수 있을 것이다.

프티 이외에 언급할 만한 다른 외과의들은 대부분 프티의 제자들이다. 툴루즈의 아넬은 1710년 상박(上膊) 동맥의 혹을 수술할 때, 상해 부위 상류의 동맥을 묶어놓고 수술하는 데 성공했다. 바 르뒤크의 모로는 처음으로 관절수술을 실시했고, 수도사 콤은 방광결석의 쇄석술 전문가였다(400건 이상을 수술하여 실패한 경우는 14건뿐이었다).

또한 드조(1744~1795)는 저술 활동을 거의 하지 않았기 때문에 그가 끼친 영향력은 개인적인 것에 지나지 않았다. 프티와 마찬가지로 수술도 거의 하지 않았지만 그는 병상에서의 임상 교육을 창시했다.

드조의 활동은 파리의 시민병원 일에 집중되어 있었다. 유럽 전역에서 온 400여 명의 학생이 거기에서 당시로서는 유일한 교육을 받았다. 시간표는 다음과 같았다.

오전 6시~8시 오전 9시~11시	환자 회진, 상처의 치료. 1) 외래환자 진찰, 2) 퇴원 환자 통고, 3) 강당에서의 수술, 4) 사체 해부, 5) 전날까지 수술받은 환자의 용태 보고, 6) 질환별 수업 및 학생에 의한 전날의 수업 정리.
오후 오후 5시 오후 6시	해부학 수업. 치료실 회진. 입원 환자의 진찰.

드조가 응급환자들 때문에 병원에서 잠을 잘 자는 경우가 빈번했다는 사실을 덧붙여두자. 이런 교육은 당시로서는 완전히 이례적인 것이었다.

존 헌터(1728~1793)는 아마도 당시 가장 저명한 외과의였을 것이다. 글래스고 부근에서 태어난 그는 역시 해부학자이던 형 윌리엄에게서 기초를 배웠다. 곧바로 해부학에 매료된 존은 적극적이고 창조적인 성품에 강인한 의지와 왕성한 학습의욕을 바탕으로 해부학과 생리학을 동시에 연구했다.

그의 일은 끝이 없었다. 그는 동물 시체건 사람 사체건 닥치는 대로 해부했다. 동물들을 해부하면서 그는 몸의 생리학적 체계를 밝히고자 했다. 더 나아가 자신이 행한 관찰들을 바탕으로 하여 당시까지 외과학에 결여되어 있던 법칙과 원리들을 발견하고자 했다. 그렇게 하여 그는 외과학에 과학적인 토대를 마련하는 공적을 이루게 된다. 그리고는 곧 전문학원을 설립하여 각처에서 몰려온 학생들에게 자신이 깨우친 것을 남김없이 전했다. 그의 영향력은 오늘날까지도 사라지지 않고 있다. 영국 왕립 외과 전문학원에서 지금도 그를 숭앙하고 있다는 사실이 이를 말해준다.

헌터의 죽음은 비극적이었다. 실험을 해보기 위해, 임질에 걸린 것으로 판단되는 환자의 고름을 자신의 몸에 접종했다. 그런데 알고 보니 사실은 그것이 매독균이었던 모양이었다. 충분히 수긍이 가는 사인이라 할 수 있을 것이다(헌터의 사인은 협심증이라는 설도 있다).

안토니오 스카르파(1747~1832)는 이탈리아에서 어느 정도 헌터

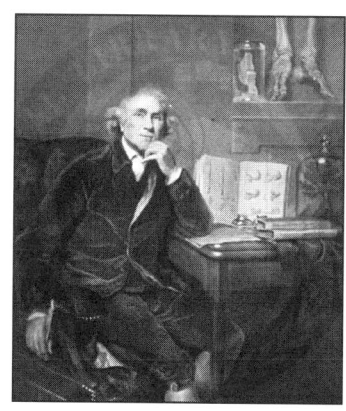

존 헌터(1728~1793).

와 같은 역할을 했다. 그는 베네치아 대학교수이자 유능한 해부학자였다. 특히 신경과 귀의 조직에 관한 저술로 유명하다. 해부병리학자로서, 그는 동맥염으로 인한 상해와 특히 헤르니아를 연구했다. 아름다운 도판들로 장식된 그의 저서 『헤르니아 도보(圖報)』는 헤르니아를 해부학과 임상의학, 병인론(病因論)의 각도에서 연구한 책이다.

결국 18세기는 진보와 해방의 세기였던 셈이다. 외과의들은 중세의 경험주의에서 결정적으로 벗어나기에 이르렀다. 이제 그들은 자신들의 일이 손으로 하는 행위로만 요약될 수 없다는 사실을 깨달았다. 이발사–외과의들의 시대가 끝난 것이다. 그들의 탐구는 먼저 정상인을 대상으로 하여 해부학과 생리학을 연구하는 방향으로 인도되었고, 뒤이어 환자를 대상으로 연구했다. 임상의학과 해부생리학, 심지어 실험의학까지도 그들이 하는 일의 범주에 들어왔다. 화학자나 물리학자와의 협력도 망설이지 않았다. 그리고 그들은 자신들의 실험을 다른 사람들의 실험과 대조했고, 여러 전문 잡지들과 학회에 활기를 불어넣었다.

이러한 모든 관점에서 볼 때, 18세기에는 외과의술이 내과의술을 앞지르고 있었음을 알 수 있다. 내과의술은 여전히 교조주의와 인습의 굴레에서 벗어나지 못하고 있었다.

14. 프랑스 대혁명과 제정 시대

프랑스 대혁명과 제정(帝政)기는 외과학의 역사에서는 일종의 일탈의 시기와 같다. 사회의 붕괴와 군대의 급부상이 일정 기간 동안 외과학의 진보를 억누르게 된다. 20년 동안은 나폴레옹 1세가 벌인 전쟁이 프랑스인들의 머리 속은 물론 대부분의 유럽인들의 머리 속을 차지했다.

이 시대의 외과의들은 싫건 좋건 군대에 배속되어야 했다. 프랑스에서는 곧 절대적으로 그래야 할 필요성이 제기되었다. 로샤르의 말에 따르면, 1794년 한 해에만 600명의 외과의들이 군이나 프랑스의 병원에서 사망했다고 한다.

1794년 12월 4일에는 학생들을 서둘러 교육하고 "수술 연습을 시켜 전장에서 실습을 할 수 있도록 파견하기 위해" 3개의 위생학교(파리, 몽펠리에, 스트라스부르)가 창설되었다고 로샤르는 말한다. 당시는 프랑스군이 지배적 위치에 있었던 것과 마찬가지로 프랑스 외과학이 또한 지배적 위치에 있었다. 이는 특히 두 사람의 지휘자 페르시와 라레의 덕분이라 할 수 있는데, 이들은 적군들로부터도 칭송을 받았다.

피에르-프랑수아 페르시는 오트-사온에서 태어났으며 라레보다 12살 위이다. 브장송에서 수학한 후 외과의 자격을 얻은 즉시 군에 입대했다. 워낙 궁핍하여 집세를 낼 형편이 되지 못했기 때문이다. 1776년에 그는 우선 헌병대의 소령 부관으로 뤼네빌에 배속 받는다. 1782년에는 베리-카발러리 연대에 외과의 소령으로 임명된다. 그 후 1792년까지는 이동이 별로 없는 안정된 군대생활을 하면서 몇 편의 우수한 논문을 썼다.

그러다가 1792년 4월 20일, 프랑스가 오스트리아에 대해 선전포고를 했을 때 페르시도 프랑스군과 함께 길을 떠났고, 그때부터 영영 전장을 떠나지 못하게 된다. 이내 그는 최고위 외과의로 종군하게 되는데, 먼저 라인군의 외과 수장이 되었다가 마침내는 나폴레옹군의 외과 수장으로서 아우스테를리츠, 이에나, 에로, 프리트란트 등지로 향했다. 그러다가 눈병에 걸려서 1805년에 군에서 물러났다.

도미니크 라레(1766~1842)는 페르시보다 대중에게 더욱 많이 알려져 있던 인물이었다. 그것은 분명 나폴레옹 황제를 훨씬 더 오랫동안 가까이에서 모신 때문일 것이다. 프랑스 남서부 지방에서 태어나 툴루즈에서 수학한 그는 우선 해군의 외과의가 된다. 1787년에는 순양함「라 비질랑트」호를 타고 뉴펀들랜드로 향했다.

1789년에 파리로 되돌아와서는 바스티유 습격에 가담했고, 열광적으로 공화국 군대에 자원입대하여 우선 라인군의 페르시 휘하에서 일했다. 그 후 나폴레옹을 따라 거의 모든 전장을 누볐으며 특히 이집트에서, 그리고 러시아에서 퇴각할 때 대활약했다. 참여한 전장 25곳, 60회의 교전, 400회 이상의 전투, 3회의 부상 등이 그의 전력이다.

페르시와 라레는 비슷한 성격을 갖고 있었다. 균형잡힌 사고, 풍부한 경험, 냉철한 성품, 고통받는 이들에게 언제나 동정의 마음을 품은 점 등이 우리를 감동시킨다.

17세기와 18세기의 군대 외과학은 완벽과는 거리가 먼 상태였다. 야전병원들이 쉴리에 의해 창설되고 있었지만, 사실 그것은 극히 원시적인 상태로 겨우 응급처치나 하는 정도였다. 살아날 가망이 없다고 판단되는 많은 부상자들이 그 자리에서 숨통이 끊어지곤 했다. 루이 14세는 아라스, 칼레, 덩케르크 등 전투가 빈번히 벌어진 지역 인근의 요새 도시들에 야전병원을 세웠다. 이 병원들은 자력으로, 또는 농민에게서 빼앗은 수레를 타고 전장에서 도망쳐 나온 부상자들을 보살폈다.

17세기에 전투가 잦아지면서 부상자들의 수가 늘어나자, 그들에게 정착할 장소를 마련해줄 필요성에 직면하게 되었다. 그리하여 노르망디와 샹파뉴, 피카르디, 로렌 등지에 정착촌이 마련되었다. 하지만 종종 그들은 인근 지역들로 진출하여 여러 가지 소동을 빚곤 했다. 그래서 루이 14세는 그들을 통제하기 위해 1674년에 왕립 상이군병원을 설립했다.

나폴레옹군은 보다 효율적인 조직을 갖춘다. 우선 페르시의 제안으로 부상자를 구출하여 응급치료를 행하는 구조반이 만들어졌다. 그러나 라레는 이동 포병대에서 착상하여 전장을 전전하는 '이동

야전병원'을 조직했는데, 더욱이 말이 끄는 포대운반차를 이용했다. 그리하여 긴급 상황 때는 화기가 난무하는 전장 속으로 신속하게 움직이며 치료나 수술에 필요한 인원과 자재를 운반할 수 있게 되었다.

페르시의 이러한 구조반 아이디어는 훌륭했지만 방호 대책이 전혀 없었기 때문에 전투가 벌어지면 외과의는 포탄이 날아다니는 전장 한가운데에서 수술을 해야 했다. 포르그는 이집트에서의 라레의 생활을 다음과 같이 그리고 있다. 파도바의 대공 아리기가 목에 부상을 입었을 때의 일이다.

"라레가 도착했을 때 아리기 대공은 포대 아래의 땅바닥에 누워 있었다. 포수 한 명이 대공의 상처 구멍에 손가락을 넣어 파열된 목의 동맥을 누르고 있었다. 라레가 응급처치를 하고 있는데 머리 위에서 산탄이 터졌다. 땅에 떨어진 그의 모자에는 구멍이 몇 개나 뚫려 있었다."

이 엘리트들이 어떤 용기와 정신력을 발휘해야 했을지 짐작할 수 있을 것이다. 부상자의 손발을 잘라내야 하는 경우도 많았다. 라레는 모스크바에서 48시간 동안 절단수술을 200회나 해야 했다.

사실 외과의들은 우물쭈물하고 있을 여유가 없다는 사실을 이내 확인했다. 24시간 후에는 괴저가 시작되어 버릴 것이므로 수술은 그 자리에서 즉시 행해야 했다. 부상자를 후송하는 데에는 시간이 너무 걸렸던 것이다.

그들의 놀라운 재간의 배경에는 습관은 물론이거니와 그들을 둘러싸고 있는 위험과 환자의 고통을 되도록 덜어주고 싶은 바람이 깔려 있었다. 한 번 절단하는 데 걸리는 시간은 평균 4분이었다. 스페인에서 라레는 불과 17초만에 팔을 잘라냈다고 한다.

이런 일화들을 열거하는 것이 그리 유쾌하지는 않지만, 그렇게 행한 절단 수술의 결과도 훌륭했음은 말해둘 필요가 있다. 페르시는 2천번 이상이나 팔의 절단 수술을 했지만 부상자가 죽은 예는 50건 당 1건에 불과했다. 이에 비해, 크림 전쟁 때와 1870년 전쟁 때 외과의들은 이들과 다른 수술 지침에 따르다가 실망만 맛보게 된다(예를 들면 1870년 전쟁 때 베르뇌이유는 사지 절단 수술을 행한 부상자 모두를 사망에 이르게 한다).

페르시와 라레는 수술만 한 것이 아니라 교육도 시켰다. 그들은 진영 배치가 끝나면 곧바로 제자들을 모집하곤 했다. 그들의 가르침은 몹시 귀중한 것이었으므로 "점령 지구의 의사들까지도 단골로 청강생이 되곤 했다"(포르그). 더구나 이들 두 사람은 모두 인간미 넘치는 고결한 성품이었다. 전장의 이면만을 보아온 그들은 전쟁이 주는 공포를 잘 알고 있었다. 에로에서 페르시는 이렇게 말했다고 한다.

"그 병사들만큼 이기적이고 탐욕스럽고 비인간적인 이들은 없다. 그들은 사체 위를 걸어다니고 잘린 손발을 마구 밟는다. 손이나 발이 절단된 가엾은 부상자들의 비명이 들려오지만 누구 하나 자신의 발걸음을 늦추지 않는다. 모두가 자기 일만 생각할 뿐이요, 자기 목숨 밖에는 관심이 없다. 동정이라든가 박애라든가 이웃 사랑 같은 것을 품고 있는 이는 외과의들뿐이다."

물론 그것은 "그들이 어떻게 할 수 있는 일이 아니"었다. 외과의들은 동정만이 아니라 무사무욕의 마음까지 갖추어야 했다. 왜냐하면 감사조차 기대할 수 없는 경우가 많았기 때문이다. "감사의 말을 듣지 못할지라도 은혜를 베풀어주는 자는 행복하다."라고 페르시는 말한다.

이리하여 20년 동안 외과의 대상은 전쟁에 이기는 데 "필요한 것들"의 범위에 한정되어 있었다. 그런데 역설적이게도, 군사의학의 절박한 필요성이 지난 300여 년 동안 계속되어온 분쟁에 종지부를 찍게 된다. 내과의들과 외과의들이 하나의 단체에 속하여 공통의 교육을 시행하게 되는 것이다.

이미 우리는 1793년에 국민공회가 모든 아카데미와 학부를 폐지했다는 사실을 알고 있다. 또한 1794년에는 군사의학의 필요성이 높아져 푸르크루아가 3개의 위생학교(파리, 몽펠리에, 스트라스부르)를 설립했다는 사실도 알고 있다. 이 학교들은 군대 외과의들의 양성을 목적으로 내과와 외과 양쪽을 합쳐서 교육하고 있었다. 마침내 내과의들과 외과의들 간의 길고 지루했던 분쟁이 종결된 것이다. 공화력 10년 8월(서력 1801년), 위생학교는 의학교라는 이름으로 개명하고 내과의와 외과의를 구별하지 않고 면허증을 내주게 된다. 학회들도 점차 개혁된다. 여러 분야의 사람들(내과의들, 해부학자들, 외과의들 등)로 구성된 의학 아카데미가 1821년에 재건된다.

15. 1815년에서 1846년까지

1815년에 전쟁이 끝났을 때, 외과학은 해부학, 생리학, 임상의학 등, 여러 분야에 관한 광범위한 지식을 자신의 가방에 담고 있었다. 하지만 1815년부터 1846년까지라는 이 짧은 기간은 이전 세기들에서 보았던 불균형 상태를 더욱 가중시키게 된다.

외과 행위를 앞서가며 그 정당성을 마련해주던 과학적 지식들이 더욱 더 명확해진다. 질병 역시 점점 더 깊이 탐구되고 정체가 파악되지만, 수술 행위는 여전히 드물었고, 규모도 작고 대상도 한정되어 있었다. 감히 대수술에 도전하는 자는 비참한 결과를 맛보아야 했다. 이 모순은 오늘날의 우리가 보기에는 너무나 분명하지만 당시의 외과의들은 짐작조차 할 수 없었다. 하지만 문제가 해결될 날이 다가오고 있었다. 1846년에 마취술이 발견되고 1867년에 소독법이 발견되면서 문제가 해결되는 것이다.

외과 기술이 벽에 부딪혀 있었던 데 반해 의학과 그 부속 과학들은 비약적인 발전을 이루었다. 이들에게는 앞길이 활짝 열려 있었다. 수색성 현미경이 발견되면서 조직세포가 발견(슈완과 풀킨예, 1838년)되었고, 이 발견으로 인해 곧 비르쇼가 탐구하게 될 병리해부학의 길이 활짝 열리게 된다는 점을 상기하자. 유기물의 화학적 합성물로는 먼저 요소(尿素)가 합성(베블러, 1828년)되었지만, 그 밖의 새로운 약물에 관해서도 동물을 대상으로 과학적인 연구(마젠디)가 진행되고 있었다.

그로부터 몇 년 후에는 모르핀, 카페인, 스트리키니네* 등의 약물들이 만들어졌고, 프라바스에 의해 주사기가 발명되면서 이 약품들을 주사할 수도 있게 되었다. 그리고 발생학이 루와 히스에 의해 시작된다. 클로드 베르나르의 생리학 관련 초기 작업도 바로 이 시기의 일이라는 점을 상기하자.

하지만 의학의 진정한 비약은 전 세기에 모르가니에 의해 시작된 임상해부학의 정비에 의해 이루어졌다고 할 수 있다. 그것은 이 분야에서 독보적인 역량을 발휘한 두 명의 프랑스인 비샤, 그리고 특히 라에넥 덕분이었다. 그들이 외과의들의 행동에 끼친 영향은 의심의 여지가 없다. 우리는 특히 뒤퓌트랑에게서 그것을 보게 될 것이다. 그러므로 이들 두 사람에 관해 좀더 언급하기로 하자.

---

* 마전자 나무의 씨인 호미카에서 추출분리된 물질로, 인체에 투여하면 강직성 경련을 일으켜 죽음에 이르게 하는 독약.

비샤는 1802년에 사망했으나 19세기에 속한다고 할 수 있다. 그는 병의 탄생과 진전에 여러 조직들이 담당하는 역할을 제시했다. 그는 조직병리학과 조직해부학의 창시자이다. 그는 조직이 그 온상(溫床)이 된 물리적 및 임상적 현상들을 발견하고, "살아 있는 동물을 대상으로 한 실험이나 조직의 갖가지 반응에 관한 실험, 해부, 사체해부, 건강한 사람과 병든 사람의 관찰" 등을 통해 그 현상들을 탐구했다. 의학의 방향 자체가 전격적으로 수정된 것이다. 비샤가 파리 시민병원에서 드조의 지도 아래 공부한 외과의 출신이라는 점을 상기하는 것도 유용할 것이다.

라에넥은 비샤를 능가하는 인물이라 할 수 있다. 그만큼 그의 업적은 결정적이었다. 의지가 강하고 고집세기로 유명한 부르타뉴 출신답게, 그는 왕성한 실천력과 명민한 두뇌로 임상해부학을 단숨에 완성 단계로 끌어올린 진정한 창조자라 할 수 있다.

그의 공적이 특히 두드러지는 곳은 폐의 병리학 영역이다. 그는 이 분야를 완전히 뜯어고친다. 그의 방법은 자신의 기구(비샤는 청진기의 발명자이기도 하다)를 이용한 환자에 대한 세밀한 연구와 임상 데이터들을 사체해부 때 발견한 상해(傷害) 데이터들과 끊임없이 비교하는 데 있었다.

라에넥과 비샤는 온 정력을 기울여 일에 매진했으며, 둘 다 결핵에 감염되어 젊은 나이에 세상을 떠났다. 라에넥은 마흔 다섯, 비샤는 서른 한 살이었다.

19세기 초에도 우수한 외과의들은 적지 않았다. 단지 그들의 경우는 내과의들과는 대조적으로 지식 면에서 큰 진보가 없었다. 분명 당시의 외과의들 가운데는 주목할 만한 해부학자들이나 우수한 임상의들 및 실험가들이 있었지만 모두 극히 한정된 종류의 수술만 할 수 있었다. 그렇지만 그들은 적어도 속도라든가 능숙함, 탁월한 기술력에서 남들보다 월등히 뛰어났다.

예를 들면 영국에는 놀라우리 만큼 솜씨가 뛰어났던 해부학자 겸 외과의인 리스턴, 임상의 겸 실험가(개를 대상으로 한 많은 수술 관련 저술이 있다)였던 애스틀리 쿠퍼(1768~1841), 벨 형제, 사지(四肢) 관련 병들에 관해서 주목할 만한 연구를 남긴 사임과 브로디 등이 있다.

독일에는 사체를 이용한 외과학을 보급시킨 란겐벡, 성형외과에 능했던 디펜바흐와 폰그레프가 있다.

미국에는 당시로는 "매우 대담한" 수술이던 난소의 낭종 제거 수술에 성공한 맥도웰, 방광 누관 수술을 개발한 심즈 등이 있다.

이들 외에도 러시아인 피고로프라든가, 스위스인 코허, 그리고 프랑스인으로는 정형외과 개척자들인 리스프랑과 델페쉬, 탁월한 외과의들인 벨포와 넬라통 등을 들 수 있다. 하지만 이렇게 이름만 늘어놓아봤자 별로 재미가 없을 것이고, 그렇다고 해서 이들의 전기와 업적을 세세하게 진술하는 것도 별로 유익하지도 않고 독자를 질리게 할 뿐일 것이다. 그러므로 이들 가운데 가장 전형적인

한 인물, 뒤퓌트랑을 골라서 살펴보기로 하자.

기욤 뒤퓌트랑(1777~1835)은 리무젱에서 태어나 파리에서 공부했다. 그는 18세 때 이미 해부 조수로 임명되었다. 먼저 그가 받은 교육이 여러 분야를 절충한 것이었다는 점을 말해두자. 그는 의학만이 아니라, 보클렝에게서 화학 수업을 받았고 르클레르에게는 생리학 강의를 받기도 했다. 비샤를 존경하여 그의 강의에도 자주 얼굴을 내밀었다. 해부학을 연구하고 많은 해부를 실시했으며 7년 동안 해부 조수로 일했다. 그 후로는 병리해부학 쪽으로 방향을 돌려 일년에 1천구의 사체를 해부했다. 동물해부도 병행했다. 그는 이 시대의 전형적인 외과의였다. 능숙하고 유능한 기술자이자, 새로운 수술 방법, 예를 들면 아래턱의 절제술이라든가 인공 항문 제작에 관한 저술이 있지만, 무엇보다도 그는 임상의였다.

뒤퓌트랑은 38살 때인 1815년에 파리 시민병원의 외과의 수장에 임명되어 드조의 위업을 잇게 된다. 드조와 같은 시간표를 채용하

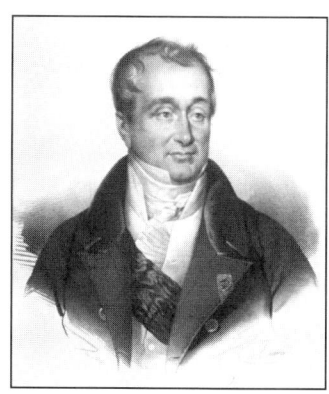

기욤 뒤퓌트랑(1777~1835).

고 환자의 진찰이라든가 해부, 그리고 후진들을 위한 강의 등에 많은 시간을 할애했다. 뒤퓌트랑은 내과에서 라에넥이 보여준 예를 따라 외과에 임상해부학적 방법을 도입했다. 시종일관 병의 증상과 그에 따른 상해를 비교해보고자 했다. 확인 검사는 수술실에서나 사후 해부 때 자신이 직접 행했다.

임상에 관한 그의 관찰들은 전 6권으로 정리되어 있다(그가 죽은 뒤에 제자들에 의해 편찬되었다). 이 책들을 보면 그의 방법이 얼마나 뛰어난 것이었는지 잘 알 수 있다. 많은 병들이 분류되어 정의되고 논의되어 있다. 이들 가운데 몇몇에게는 아직도 그의 이름이 붙어 있다.

하지만 모든 이들이 뒤퓌트랑을 이해하고 받아들인 건 아니었다. 사람들은 그를 예찬하기는 했지만 그렇다고 그를 좋아한 것은 아니었다. 사실 그는 전제적인 성품에다 야심 또한 끝이 없었다. 그는 결코 우아하다고 말할 수 없는 방법으로 라이벌들을 밀어내면서 끊임없이 제1인자의 자리에 서려고 했던 것 같다. 특히 파리 시민병원에서 그가 조수로 일하면서 모셨던 펠르탕을 밀어낸 것(1812년에 자신을 외과 교수로 임명해준 사람이 바로 이 펠르탕이라는 사실을 잊은 채)은 참으로 배은망덕한 행위였다. 그런 한편으로 자신의 조수들은 단단히 통제하면서 자기를 위협하는 사람이 한 명도 나타나지 않도록 신경을 쓰고 있었다. 또한 그는 종종 의학부 동료들, 특히 리슈랑이라든가 브루세 같은 이들과 논쟁을 벌였다.

브루세는, 르센의 말에 따르면 "전제적이고 성격이 불같으며 잔혹한" 놀라운 인물이었다. 병리해부학의 체계를 받아들이고는 있었지만 그 방법에 관한 지식은 전혀 없었다. 그는 해부학적 검사를 통해 병을 이해하려 한 것이 아니라, 오히려 사체해부를 통해 상해에 관한 경험주의적 이론을 확인하려 했을 뿐이었다. 브루세에 따르면 모든 병의 발단은 위장염이고 모든 것이 이것으로 설명되었다. 해부의 목적은 이 위장염을 발견하는 데 있었다.

그리고 보면 브루세는 19세기의 뒤처진 이론가의 전형이라 할 수도 있을 것이다. 더욱이 그의 치료법은 디아포이루스*의 치료법을 빌린 것으로, "과감한 처치나 식이요법으로 병을 쫓아내야 합니다. 거머리들에게 피를 빨게 하거나 대량의 사혈을 반복해서 해주는 것이 중요합니다."라는 생각을 따르고 있었다.

이 브루세가 의학교의 수장이었고 사람들 모두가 그의 말을 따랐으므로, 그 결과는 참으로 무서운 것이었다. 수많은 외과의들이 외과 수술을 받은 환자에게 사혈과 식이요법을 명했고, 더욱이 포마드와 향유를 바른 붕대를 감았다. 수술 상처의 국부적인 염증이 곧바로 위장염을 촉발시킬 위험성이 있다고 생각되었기 때문이다.

이런 처치들이 수술 결과를 매우 어둡게 했으리라는 점은 의심의 여지가 없다. 여기에는 뒤퓌트랑의 책임도 없지 않을 것 같다. 왜

---

* 17세기 프랑스의 유명한 극작가인 몰리에르의 희극에 등장하는 의사 이름. 몰리에르는 의사를 몹시 싫어했다. 당시에는 병을 치료한다며 피를 뽑거나(사혈) 관장을 많이 했는데, 루이 13세의 주치의는 왕에게 1년에 212번 관장을 하고 47번 사혈을 하게 했다고 한다.

냐하면 그 역시 이전 시대의 이 마지막 파도에 맞서 싸우려하지 않은 것 같기 때문이다. 만약 그가 오류를 알아차렸다면 그의 성격상 싸우지 않고 조용히 있었을 리가 없기 때문이다. 심지어 뒤퓌트랑은 죽는 날까지 브루세에 대해 존경하는 마음까지 품고 있었던 것 같다. "나의 육신은 브루세와 크뤼벨리에에게 바친다. 그들이 필요하다고 판단한다면 나의 몸을 해부할 수 있을 것이다."

뒤퓌트랑은 1835년 2월 7일에 사망했다. 19세기 초에 외과의가 얼마나 역설적인 상황에 놓여 있었는지를 가장 잘 보여주는 인물이라 할 수 있을 것이다.

역설적 상황이란 당시의 외과의들이 수술의 장을 크게 확대하는 데 필요한 모든 지식을 갖고 있었음에도 불구하고 아무 것도 하지 못했다는 사실이다.

그들은 수술 부위의 해부학적 형상이라든가 각 기관에 대해 단면별로 소상하게 알고 있었다. 그들은 병의 증상들을 잘 알았고, 무수한 해부과정을 통해 익히 보았던 만큼 각 상해 부위의 이미지를 그 증상들과 연결시킬 수 있었다. 사체해부를 누차 해보았으므로 수술에 임해 어떤 기술적 제스처들이 필요한지도 잘 알았을 것이다. 게다가 그들은 능숙했을 뿐 아니라 종종 놀라울 만큼 침착했다는 점도 덧붙이기로 하자.

그럼에도 불구하고 그들은 앙브루아즈 파레라든가 존 헌터 이상의 수술을 하지 못하고 있었다. 과감하게 좀더 많은 수술을 행하다가는 수술 며칠 뒤에 죽는 사망의 위험만 현저하게 높아질 뿐이었다. "사망률이 높아졌기 때문에 많은 외과의들은 이제 더 이상 수술을 거의 하지 않게 되었다."라고 르센은 말한다. 더욱이 브루세의 치료법이 수술 결과를 더욱 악화시켜, "두피에 생긴 종유나 피하의 지방종 같은 극히 간단한 수술조차 며칠 뒤 패혈증으로 사망에 이르는 경우도 드물지 않았다."

 복부나 흉부는 아예 수술을 해서는 안 되는 것으로 되어 있었으므로, 그것을 열어보려 하는 것은 미친 짓이었다. 더욱이 수술의 통증을 완화시키는 데 도움이 될 어떤 방법도 마련되지 않고 있었다. 그러므로 숙련된 외과의들조차 환자의 신음소리를 견디려면 자신의 감각을 마비시켜 놓아야만 했다.

 이런 모순은 오늘날의 우리 눈에는 너무나 명백하며, 치료법 또한 마찬가지다. 그러나 당시의 외과의들은 누구 하나 이 모순을 알아차리지 못했던 것 같다. 오히려 많은 외과의들은 자신들이 외과학의 정점에 있다고 믿고 있었다. 1828년, 부아예는 아무런 거리낌 없이 이렇게 적고 있다.

 "외과학은 우리 시대에 가장 큰 진보를 이루었고, 가능한 최고도의 완성 단계에 이른 것 같다."

제2장
외과학의 혁명

1. 마취법의 발견(1846년)

외과의들은 언제나 수술의 고통을 완화시킬 방법을 모색해왔다. 이미 앞에서 살펴본 대로 아스텍인들은 환각제를 추출하는 멕시코산 선인장의 일종인 페요를, 그리고 중국인들은 인도 대마인 해시시를 사용하고 있었다. 디오스코리데스*는 만드라고라로 만든 술을 권했고, 살레르노의 니콜라스는 최면제를 스며들게 한 해면을 사용했다.

이런 물질은 비록 효과는 절대적이지 않았지만, 적어도 인체에 위험은 없었다. 그런 한편 계속 잔혹한 치료가 행해지는 경우도 있었다. 이를 테면 아시리아에서는 할례를 받는 아이를 미리 혼수상태에 두기 위해 양쪽 목 동맥에 압박을 가하는 방법이 행해지고 있었던 것이다(이런 방법은 이탈리아에서도 17세기까지 행해지고 있었다).

대개는 알코올을 대량 섭취하게 한다든가 아편으로 정신을 혼미하게 하여 고통을 견디게 하는 것이 가장 효과적인 방법이었다. 하지만 그 효과는 대단하지는 않았다. 외과의는 환자를 단단히 묶어 놓고 건강한 조수에게 꼼짝 못하도록 누르게 하고는 자신의 귀에

---

* 1세기경 이탈리아 로마제국의 식물학자. 네로 황제의 군의이기도 했다.

귀마개를 한 채 최대한 빨리 일을 끝낼 수밖에 없었다. 수술 시간은 한정되어 있었고, 단시간에 더구나 최대한 정확하게 수술을 해야만 했다. 뜻밖의 사태가 발생하는 경우는 비극적인 결과를 맛보아야 했다. 외과의는 훌륭한 솜씨로 속도와 정확성을 유지하면서 수술을 진행하는 한편, 그러는 동안 계속해서 환자를 꾸중하듯 각성시켜야 했다. 그것은 환자의 기력을 계속 유지시키기 위함이기도 했고, 또한 환자의 신음소리를 지우기 위함이기도 했다. 외과의들은 신중하게도 환자의 고통에 관하여 언급하는 경우가 거의 없었으나 간혹 침묵을 깨는 이도 있었다.

켈수스는 외과의에 대해 이렇게 말하고 있다.

"환자의 비명소리 때문에 외과의의 마음이 흐트러지는 경우는 없다. 그는 당황해서도 안 되고, 본래 잘라내야 할 것을 조금 덜 자르는 것으로 끝낼 수도 없다. 그래서 외과의는 그저 환자의 신음소리를 듣지 못하는 것처럼 행동하는 것이다."

그렇지만 조수들까지도 언제나 그렇게 태연할 수 있는 것은 아니다. 힐덴의 파브리스는 언젠가 행한 자신의 수술에 관해 다음과 같이 말하고 있다. 많은 조수들의 도움을 받으며 환자의 다리를 절단하기 시작하자 환자가 마구 비명을 지르면서 요동을 쳐댄 모양이었다.

"모두들 달아나버렸고, 오직 한 명 남은 사람이라곤 나의 아들뿐이었다. 어쩔 수 없이 나는 아들에게 다리를 들게 했다. 다행히도 나의 아내가 당시 임신 중이었음에도 불구하고 급히 달려와서 환자의 가슴을 눌러주었다. 아내의 도움이 없었다면 환자도 나도 큰 재난을 맞이했을 것이다."

가족의 힘은 역시 대단하다 해야 할 것이다.
종래의 방법으로는 효과가 거의 없었으므로, 19세기가 되어서도 통증을 없앤다는 데 대해서는 대체로 회의적이었으며, 벨포는 1839년에 서슴없이 이렇게 적고 있다.

"수술에서 통증을 없앤다는 것은 지금으로서는 생각조차 할 수 없는 공상에 불과하다."

하지만 이 공상에 맞서려는 치과의사들이 있었다.
1800년에 영국의 화학자 H. 데이비 경은 아산화질소*를 발견하여 그 효과를 자신에게 시험해본 일이 있었다. 그는 잠시 무감각 상태에 빠졌다가 기분좋게 잠에서 깨어났다. 이것이 바로 그 유명한 소기가스였으나, 그것은 그 후 40년 동안이나 장터 극장에서 관

---

* N_2O. 가벼운 향기와 단맛이 나는 무색투명한 기체. 이를 조금 흡수하면 안면 근육에 가벼운 경련이 일어나 마치 웃는 것처럼 보이므로 소기(笑氣)라고도 한다. 질산암모늄을 가열하면 생기며, 흡입 마취제·방부제 등으로 쓰인다.

객들을 즐겁게 해주는 데 밖에 사용되지 않았다.

그러다 바로 그 극장에서, 미국 코네티컷 주의 하트포드에서 치과의사로 일하던 호레이스 웰스라는 젊은이가 이 가스를 발견하게 된다. 1844년 12월 10일, 웰스는 어느 시연(試演)을 구경하고 있었는데, 그 시연에서 콜턴이라는 한 사내가 구경꾼들에게 25센트만 내면 "꿈의 파라다이스, 도취의 세계"로 데려다주겠다고 제의하고 있었다. 구경꾼들 가운데 한 명이 지나치게 도취된 탓으로 넘어져 상처를 입었다. 하지만 그는 아무 것도 느끼지 못했다.

그 광경을 보고 누구보다도 크게 놀란 이는 바로 웰스였다. 웰스는 즉각 이 발견의 중요성을 꿰뚫어보았다. 바로 그 다음 날 그는 소기가스를 마시고나서 자신의 이를 하나 뽑았다. 이를 뽑은 뒤 곧바로 깨어난 그는 흥분하여 외쳤다. "이제 치과의학에 새로운 시대가 열렸다. 이를 뽑아도 바늘로 찌르는 정도의 통증 밖에 없는 것이다."

지체 없이 그는 자기 환자들에게 이 방법을 사용하기 시작했다. 그리고는 자신의 발견을 세상에 널리 알리고자 하여, 보스턴 병원에서 공개 실험을 할 것을 제의했다. 하지만 실험은 혼란과 사람들의 야유 속에서 실패로 끝났다. 웰스는 심한 마음의 상처를 안고 귀가했다. 그리고 그의 낙심은 1846년 10월, 그의 조수로 일하던 모턴이 그의 발견과 영광을 앗아갔을 때 더욱 커지게 된다.

웰스는 소기가스를 사용했으나 모턴은 에테르를 사용했다. 이미 미국에서는 W. 크로포드 롱이라는 한 벽촌 의사가 에테르를 사용하여 통증 없이 간단한 수술들을 하는 데 성공하고 있었다. 하지만 롱은 자기 자신을 별볼일없는 외과의라 생각하여 간단한 수술밖에 행하지 않았고, 자신의 발견이 세상에 발표할 만한 것이라고도 꿈에도 생각하지 않았다. 그렇다고 해서 그의 우선권이 없어지는 것은 아니며, 훗날 그는 이 우선권을 주장하게 된다.

모턴은 친구인 웰스의 아산화질소를 사용한 시도들을 이어받았다. 당시 모턴은 의학 공부를 막 시작한 참이었고, 잭슨이라는 화학자를 스승으로 모시고 있었다. 잭슨이 그에게 염산 에테르의 마취효과에 관해 가르쳐준 것은 아마도 그의 질문을 받았기 때문일 것이다. 그 물질 자체는 이미 중세 때부터 알려져 있었다. 모턴은 우선 그것을 아주 신경질적인 환자의 이를 때울 때 사용해보았다.

결과는 바람직했다. 그리고 잭슨의 권유로 유산 에테르를 사용해서 시도해보니 더욱 훌륭한 효과를 올릴 수 있었다. 그래서 모턴은 이 방법을 진짜 수술을 할 때 시도해보기로 결심했다. 그렇게 하기 위해서는 우선 외과의를 찾아야 했다. 그런 한편으로, 그는 자신이 무엇을 사용하는지에 관해서는 비밀에 부치고 싶었다. 그런 어려운 제약에도 불구하고 그는 보스턴의 J. 콜린스 와렌의 동의를 얻어낼 수가 있었다.

와렌은 당시 가장 뛰어난 외과의들 가운데 한 사람이었다. 1846년 10월 16일, 보스턴에 있는 매사추세츠 종합병원 수술실에서 모턴은 복부에 혈관종이 있는 한 남자를 잠들게 했다. 와렌은 이미 웰스의 실패를 본 적이 있기 때문에 의심스런 기분을 완전히 떨칠 수 없었고 재빨리 수술을 실시했다. 5분간의 수술이었다. 그 동안 환자는 계속 잠이 들어 있었다. 마침내 잠에서 깨어난 환자는 아무 것도 느끼지 못했다고 말했다. 감격한 와렌은 많은 입회인들을 돌아보며 이렇게 말했다. "여러분, 이것은 눈속임이 아닙니다."

와렌은 스스로의 의심을 완전히 떨쳐내기 위해 다음 날 제2의 실험을 할 것을 제의했다. 그날의 수술은 어깨에 생긴 커다란 종양을 절제하는 것이었기 때문에 시간이 걸렸다. 하지만 수술은 완전한 성공이었다. 그리하여 완전히 확신을 한 와렌은 동료인 헤이워드와 비겔로를 설득하기 시작했다. 헤이워드는 1846년 11월 7일에 에테르를 시험했고, 비겔로는 이 방법의 효과와 발견의 중요성을 즉시 간파하고서 1846년 11월 18일자 「보스턴 내과 및 외과 잡지」에 이에 관한 기사를 실었다.

비겔로와 와렌이 유명한 의사였다는 점은 이 발견의 보급에 있어 무엇보다 중요한 요소였다. 모턴은 제대로 된 과녁을 공략하여 애초에 회의적이던 사람들을 설득할 줄 알았던 것이다.

이 실험은 엄청나게 빠른 속도로 유럽 전역으로 퍼져나갔다. 영국에서는 리스턴이 1846년에 전신마취를 사용하여 하지 절단 수술을 실시했다. 프랑스의 조베르, 러시아의 피로고프 등이 이 대열에 합세했다. 그 다음 해에는 에딘버러 대학의 산부인과 교수인 J. 영 심슨 경이 처음으로 클로로포름을 써서 마취를 했는데, 클로로포름은 1831년에 프랑스인 수베랑이 써서 개에게 시도했던 적이 있었다.

마취의 발견이 당시에 얼마나 열광적으로 받아들여졌을지는 쉽게 상상할 수 있다. 특히 사임*이나 말게뉴 같은 대가들까지 자신들의 진료실에서 마취의 사용을 상용화했다. 한편, 이러한 열광 뒤편에서는 모턴과 잭슨 사이에 볼썽사나운 싸움이 계속되고 있었다. 두 사람은 서로 우선권을 주장했다. 모턴은 사용되는 약품의 성분을 속여 모든 공을 자기의 것으로 돌리려 했다. 그는 그것을 '레테온'으로 명명하고 이 이름으로 특허를 내고자 했다.

하지만 결국 그는 그것이 에테르임을 인정하지 않을 수 없었고, 그리하여 모든 권리를 잭슨에게 양도해야 했다. 한편 잭슨은 이를 남용하여, 어느 날 발표한 인터뷰에서 모턴의 이름은 언급조차 하지 않았다. 크게 노한 모턴은 자신의 애마 '버기'를 타고 뉴욕으로 향했다. 노여움은 그의 사리판단을 흐리게 했고, 말을 마구 재촉하다 날뛰는 말에 그만 목숨을 잃고 말았다.

웰스의 운명도 결코 그보다 낫지 않았다. 모턴의 배신에 화가 난 그는 해외에서 권리를 얻고자 하였으나 뜻을 이루지 못했다. 절망한 웰스는 1848년 1월 어느 날 스스로 자신의 넓적다리 동맥을 끊어 자살한다. 그는 죽는 순간까지도 자신의 발견을 호소하기 위해 마취가스를 마시면서 죽었다.

후세는 이 세 사람 모두에게 영광을 돌리게 된다. 우선권은 웰스

---

* 원문에는 Symes으로 되어 있으나, 영국의 외과의 James Syme(1799~1870)을 가리키는 것으로 생각된다.

에게, 아이디어를 제공한 공은 잭슨에게, 실행에 옮긴 공은 모턴에게 돌린 것이다.

하지만 그러한 비극은 거의 모든 외과의들의 열광과 관심 앞에서 당시에는 세상에 잘 알려지지도 않았다. 대부분의 외과의들이 전신마취를 채택했고 또한 갖가지 기구들이 고안되었는데, 1847년 말경에는 이미 60여 가지나 되는 기구들이 생겨나 있었다.

에테르와 클로로포름 둘 중에 어느 쪽이 더 나은지에 대한 논의도 열심히 이루어지고 있었다. 파리에서는 클로로포름을 지지했고, 리옹에서는 에테르를 지지했다. 그런데 몇 건인가의 사망사고, 특히 클로로포름에 의해 발생한 사망사고가 사람들의 열기를 식혔다. 하지만 이 사고로 인해 약품과 그 작용 체계에 대한 연구가 보다 활발하게 추진되었다. 생리학자 플루랑과 롱게는 개를 실험 대상으로 하여 이 약품들이 서서히 뇌의 중추를 마비시켜 어느 단계에서 죽음에 이르게 한다는 사실을 발견했다. 그러므로 약의 분량이 지나치게 많아서도 안 되고 마취 시간도 너무 길게 잡아서는 안 되었다. 수술은 결코 길다고 할 수 없는 일정 시간을 넘겨서는 안 된다고 하여, 그 시간은 경험상 한 시간으로 고정되었다.

수술을 하는 동안 고통을 효과적으로 없앤다는 것, 이는 실로 그 값어치를 헤아릴 수 없는 진보였다.

무엇보다 우선 환자들이 그 혜택을 보았다. 더 이상 수술을 두려워할 필요가 없어진 것이다. 사실 수술에 따르는 고통에 대한 강박

관념은 오늘날에조차 완전히 사라지지 않을 만큼 질긴 것이다. 다른 한편, 외과의가 받은 혜택도 컸다. 이제는 수술을 차분하고 조용하게 행할 수 있게 되었다. 환자가 날뛰거나 발버둥치는 위험이 없어졌고, 환자를 어느 쪽으로든 원하는 대로 눕힐 수 있게 되었다. 또한 시술자는 어느 정도 시간 여유를 가질 수 있어, 반드시 서두르지 않아도 되었다.

실로 엄청난 진보가 이루어졌지만, 그러나 습관이라는 것은 그리 간단히 바뀌는 게 아니었다. 마취는 너무 위험하다고 하여 거부하는 외과의들도 있었고, 마지못해 받아들이는 이들도 있었다.

르리슈는 리옹의 외과의인 장술의 다음과 같은 일화를 전하고 있다. 장술은 움직임도 의식도 없는 한 남자를 앞에 두고 여느 때처럼 잽싼 손놀림으로 수술을 시행했으나, 과거의 다이내믹함은 이미 찾아볼 수 없었다. 수술이 끝난 뒤 그는 이렇게 말했다고 한다. "마취는 곧 외과를 죽이게 될 것이다. 외과의 기질이라는 것도 이제는 끝장이다." 그의 말은 외과의 기질에 대한 음울한 추도사라 할 수 있다. 무슨 일이 벌어져도 동요하지 않는 기질, 르리슈의 표현을 빌면 "청동으로 세 겹"을 감싼 듯한 그 강인한 기질이 환자의 수면 앞에서는 무용지물이 되어버렸던 것이다.

하지만 장술의 견해와는 달리, 외과의들은 온갖 가능성이 자신들에게 제공되었음을 이내 깨달았다. 많은 인원의 도움을 받거나 강하게 끌어당겨주는 기구들에 의존하지 않고도 골절이나 탈구 등을 해결할 수 있었다. 또 수술 부위를 차분히, 주의깊게 조사하면서 수술을 할 수 있게 되었다. 더욱이 이제까지 금기시되고 있던 부위들, 특히 복부 수술이 가능하게 되었다.

사실, 최초의 복부 수술이 행해진 게 바로 이 시기였다. 이 초기 수술들의 목표는 난소의 낭종(囊腫)을 제거하는 것이었다. 사실은 맥도웰이 1809년에 이미 이러한 수술이 가능하다는 것을 제시했으나, 거듭된 시도들이 모두 실패로 끝났기 때문에 그 뒤로는 유감스럽게도 아예 단념을 해버렸던 것이다. 거의 같은 시기에 여러 외과의들이 이 수술에 도전했다. 런던에서는 스펜서 웰스가 1855년에 시도했고, 에딘버러에서는 케이스가 1862년에 시도했으며, 스트라스부르에서는 쾨베를레가 1862년에 시도했고, 파리에서는 페앙이 1864년에 시도했다. 그들의 성공에 다른 외과의들도 자극을 받고 이 수술에 뛰어들었고, 그리하여 수술 건수가 급격히 증가했다. 동시에 사람들은 자궁 제거(자궁적출 수술)라든가 위와 장 수술까지 시도했다.

하지만 이러한 열광에 곧 종지부가 찍히게 된다. 수술은 여전히 위험한 것이었기 때문이다. 통계에 따르면 사망률이 50%, 경우에 따라서는 70%에 이르렀다. 성공이 확실하지 않았기 때문에 수술을 거부하는 환자들도 많았다.

이는 심각한 문제였다. 외과의들이 사망 원인을 이해하지 못했으므로 더욱 더 그랬다. 수술 자체를 비난하는 사람도 많았다. 그들 가운데 한 사람은 이렇게 말했다.

"나는 이 수술을 고등 사형집행인의 권한에 속하는 것이라고 생각하며, 수술에서 살아남은 여성들은 교수대에서 때마침 줄이 끊어져 죽음을 모면한 운좋은 사형수들에 비교될 수 있으리라고 생각한다."

하지만 외과의에 따라서는 수술 결과가 다른 사람들에 비해 훨씬 낫다는 사실을 사람들이 알아차리지 못한 것은 아니었다. 쾨베를레가 행한 293건의 난소 낭종 제거 수술 가운데, 처음 100건은 사망률이 29%, 다음 100건은 32%, 나머지 93건은 겨우 15%였다. 영국의 스폰서 웰스는 800건 가운데 27%가 사망했고, 로슨 타이트는 3.3%의 실패율에 그칠 수 있었다. 하지만 빌로스(사망률 40%)라든가 넬라통(사망률 55%) 같은 이들은 뛰어난 외과의들이었음에도 참담한 결과를 안아야 했다.

이상의 비교들은 많은 것을 말하고 있었지만, 외과의들은 그러한 차이의 이유를 자신에게 묻고 있었다. 넬라통은 운이 좋은 외과의들의 경우는 독립된 방에서 수술을 한 때문이라고 생각하여 파리 근교의 뫼동 근처에 작은 집을 하나 세워 난소 낭종 환자들을 수술했다. 하지만 환자들은 여전히 죽어나갔다. 처음 12건이 실패로 끝나자 그 "범죄의 집"은 폐쇄되었다. 한편 테리에는 수술실을 떠나 창고에서 수술을 실시했다. 로슨 타이트는 자신의 성공이 절개를 작게 하고 작업을 최소한으로 제한한 덕분으로 여겼고, 쾨베를레는 『수술을 잘하는 비결』이라는 도서 시리즈를 펴내기도 했다.

그들 모두가 각기 진실의 한 부분을 포착하긴 했으나 어느 누구도 실패의 진정한 원인을 간파하지는 못했고 그 대처법은 더욱 그랬다.

실패의 진짜 원인은 감염이었다.

사실, 수술을 받은 환자는 수술 때문에 죽은 게 아니었다. 수술은 유능한 의사에 의해 완벽하게 행해졌으며, 환자 역시 전신마취 덕택에 수술을 완벽하게 견뎌냈다. 그런데, 수술 후 며칠 안에 발생한 복막염이 환자의 죽음을 초래하고 있었다. 시술자가 환자의 복부에 균을 넣었고, 이 균에 의해 복막염이 발생하여 환자를 죽음으로 이끈 것이다.

하지만 당시에도 이미 사람들은 오늘날 패혈증*이라는 이름으로 불리는 이 "피의 중독"이라든가, 병독이 퍼져 고름이 여러 곳으로 이전하는 화농성 감염(농매증)을 알고 있었다. 다만 실제로 그것이 얼마나 중대한 것인지 몰랐고 그 원인을 설명할 수가 없었다. 수술받은 상처의 "염증"이라든가 국부적인 통증, 독(브루세의 영향이 느껴지는 대목이다) 등에 대해서도 말해지고 있었다. 하지만 이 모든 것이 모호했으며, "전염"이라는 기본적인 개념 자체가 존재하지 않았다. 외과의들은 바로 자신들의 손이나 기구가 죽음의 원인균을 나르고 있다고는 꿈에도 생각지 못했다.

---

* 세균이 혈액 속에 들어가 번식하면서 생산한 독소에 의해 중독 증세를 나타내거나, 전신에 감염증을 일으키는 병.

물론 오늘날의 우리는 그들이 무엇을 모르고 있었는지 지적하거나 수술이 실패한 이유를 분석하기는 어렵지 않다. 수술에 종사한 외과의들 대부분이 믿을 수 없을 만큼 많은 균들, 때로는 극도로 유해한 균들을 나르고 있었던 것이다.

예를 들면 당시 외과의는 수술실에 들어갈 때 옷을 갈아입지 않았다. 딱딱한 깃이 달린 웃옷을 입은 채였고, 풀기 있는 단을 약간 말아 올리는 정도였다. 조수도 마찬가지였다. 사용하는 기구의 수가 극히 적었으므로 자신의 손으로 거의 모든 수술을 행했고, 조명이 아주 어두웠기 때문에 내장을 다룰 때는 특히 손을 많이 사용했다. 더욱 나쁜 것은 수술 전에 손을 씻지 않았다는 것과, 병실에서 고름에 잔뜩 오염되어 있는 붕대를 다루다가 곧바로 수술실로 가

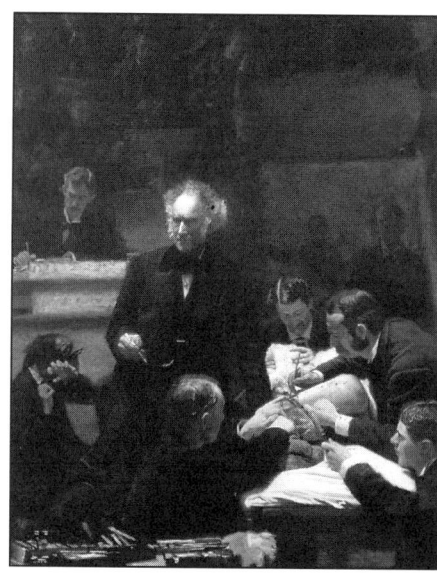

토마스 에이킨스의 「그로스 클리닉」 (1875).
19세기 중반까지만 해도 외과의는 따로 수술복이 없이 입던 옷 그대로 수술을 했다.

는 경우가 많았다는 것이다. 사체해부를 끝낸 뒤나 사체를 다루는 강의를 끝낸 뒤에 곧장 가는 경우도 많았다. 시간표에 따라 이 방에서 저 방으로 옮겨가는 것이었다. 이러한 여건에서는 이따금 수술에 성공했다는 사실이 오히려 더 놀라울 정도이다.

수술에서 운이 좋았던 외과의들은 주로 영국 외과의를 본받아 청결 수칙을 잘 지킨 사람들이었다. 그들은 우선 병원 자체를 청결하게 관리하고 있었다. 침대 사이의 간격을 넓히고, 환기를 자주 하고, 또한 자주 바닥을 청소했다. 수술 도중에도 청결에 유의했다.

몇몇 외과의들, 특히 스펜서 웰스와 쾨베를레는 병원을 떠나 자신들의 사설 진료실에서 수술을 했는데, 이런 곳은 사체해부라든가 사체를 이용한 수술 연습 등과는 연관이 없었다. 또한, 많지는 않지만 수술 전에 손을 비누로 씻는 이들도 있었다. 쾨베를레나

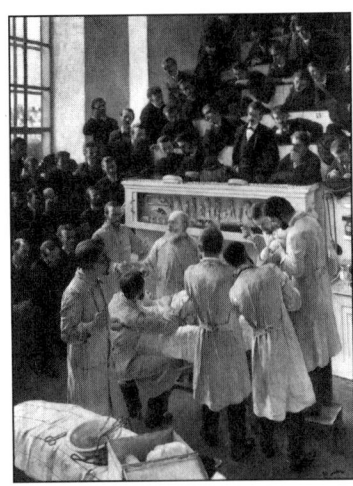

앨버트 샐리그먼, 「테오도르 빌로트 박사의 수술장면」(1890).
당대 최고의 명망있는 외과의였던 독일의 테오도르 빌로트 박사의 빈(Wien) 종합병원 강당에서의 수술장면을 그린 그림. 19세기 후반에는 수술복에도 일대 혁명이 일어났다.

로슨 타이트는 기구들을 청결하게 사용할 것을 요구하기까지 했다. 특히 로슨 타이트는 비록 나중에 화학적 소독법의 반대자로 자처하게 되지만, 수술을 할 때 실이나 해면을 잘 삶은 것만 사용했고 또한 끓인 물 밖에 사용하지 않았다. 그는 진실에 거의 근접했던 것이다.

그러다 두 가지 개혁이 이루어지는데, 이를 받아들인 이들은 수술 여건을 더 한층 개선하게 된다.

1. 샤세냑(1804~1875)은 파리의 외과의로 배농(排膿)을 생각해 낸 사람이다. 그는 복부에 유출되어 배출할 수 없는 액체를 고무나 유리관을 사용하여 밖으로 끌어내고자 했다. 이 방법은 큰 성공을 거두어 금방 일반화되었다. 이 같은 '안전책'은 외과의의 마음을 가라앉혀주기 때문에 오늘날에도 예방의 의미로 이를 사용하지 않을 수 없다고 주장하는 외과의들이 많다.

2. 쾨베를레와 그의 뒤를 이어 페앙이 '지혈 집게'를 고안하여 사용했다. 당시 외과의들은 지혈을 할 때 손가락으로 누르거나 다루기가 까다로운 소위 '빗장'식 집게로 좁힐 수밖에 없었다. 1864년에 쾨베를레는 이 집게들의 빗장식 시스템을 안전장치 시스템으로 대체하여 갈고리형으로 개량했다. 그 후 개량된 여러 모델들이 생겨난 이 '페앙의 집게'는 오늘날까지도 사용되고 있다.

더욱이, 그 원리는 오늘날의 우리가 쓰는 자재(自在)형 의료기구들의 토대가 되었다. 이 기구 덕분에 당시의 수술 방법이 어떻게 변했는지는 실로 가늠하기 어려울 정도이다. 무엇보다도 우선 페앙이 그랬듯이 집게의 끝만으로 수술을 할 수 있게 된 점을 들 수 있을 것이다. 수술하는 상처 속에 손을 집어넣지 않고, 집게와 가위 조작만으로 수술을 끝낼 수 있게 된 것이다. 당시 외과의들 대부분이 갖추고 있던 솜씨가 드디어 자신의 기량을 마음껏 뽐낼 도구를 찾은 것이라 하겠다.

수술은 병원 밖에서 할 것, 수술 전에는 손을 씻을 것, 청결한 기구들을 사용하거나 아니면 그것들을 끓는 물에 넣었다가 사용할 것, 수술은 기구의 끝만 이용하여 하고 수술 부위에 손을 넣지 말 것, 수술이 끝난 뒤에는 배농할 것 등, 이것들은 모두 수술에 의한 감염을 막는 방법으로 집약된다. 하지만 당시 사람들은 이것들을 정리할 줄도, 해석할 줄도 몰랐다. 이것이 명백해지기 위해서는 파스퇴르와 리스터의 등장을 기다려야 했다.

2. 소독법의 발견(1867년)

외과의들이 첫 번째 장애 못지않게 무서운 이 두 번째 장애를 뛰어넘게 된 것은 화학자인 루이 파스퇴르 덕분이다.

모든 발견에는 선구자들이 있듯이, 파스퇴르의 발견에도 선구자들이 있었다. 19세기에 들어서서 두 남자가 감염은 전염성 질병이라는 것, 즉 밖에서 옮겨져 발생하는 것이라는 판단을 내리고 있었다. 그 두 사람은 홈즈와 젬멜바이스다.

홈즈(1804~1894)는 매사추세츠 주 보스턴 대학의 해부학 교수였다. 1846년, 그러니까 이 도시에서 처음으로 전신마취가 행해진 바로 그 해에 그는 많은 여성을 죽음에 이르게 하고 있던 무서운 산욕열*이 전염성이며, 의사가 바로 감염의 매개자라고 생각했다. 보스턴 의사회에 발표한 연구서에서 그는 의사는 사체해부를 한 뒤나 산욕열에 걸린 부인을 진찰한 직후에 임산부를 진찰해서는 안 된다고 명시했다. 산욕열이 있는 환자를 진찰한 뒤에는 손을 락스로 잘 씻고 옷도 갈아입어야 한다고 말했던 것이다.

젬멜바이스(1818~1865)도 거의 같은 시기에 똑 같은 진단을 내리고 있었다. 젬멜바이스는 비엔나의 제1조산원 조수로 일하고 있었다. 그는 자신이 일하는 조산원에서는 산욕열에 감염되어 사망하는 환자가 많은데 반해, 이웃의 다른 조산원에서는 그 수가 훨씬 적다는 것을 알아차렸다. 두 조산원의 기능을 비교해보니, 자신이 일하는 곳에서는 사체해부실이나 해부실에 갈 일이 많은 학생들이 자주 드나들고 있었다. 이에 비해 제2조산원에는 학생들의 출입이 없고, 사체해부실에 갈 일이 전혀 없는 조산부들이 관리를 담당하고 있었다.

---

* 아기를 낳을 때 생식기 속에 생긴 상처에 연쇄상 구균 따위가 침입하여 생기는 병.

젬멜바이스는 직관적으로 전염을 떠올렸다. 그러다가 1847년, 한 남자의 사체해부를 참관하면서 이에 대한 구체적인 증거를 발견하게 된다. 그 남자는 해부학자로서, 사체해부 때 입은 상처 때문에 사망한 사람이었다. 그 남자를 해부해본즉, 그가 입은 상해가 산욕열로 사망한 여성의 그것과 매우 유사했던 것이다.

이렇게 해서 젬멜바이스는 자신의 추론이 옳다는 것을 확인하게 된다. 산욕열 감염은 외부로부터 전염된 것이었다. 그래서 그는 모든 학생들에게 진찰실에 들어가기 전에 손을 자벨수*로 씻는 일을 의무화시켰다. 이 간단한 조치 덕택에, 1847년부터 1849년 사이에 사망률이 15%에서 3.8%, 급기야는 1.27%로 떨어졌다.

이 실증은 반박의 여지가 없었지만, 사람들은 이를 받아들이려 하지 않았다. 산과(産科) 교수들인 스칸자니와 칼 브라운은 이런 결론을 단호히 거부하고 그것이 확산되지 않도록 가로막았다. 부다페스트 대학 교수가 된 젬멜바이스는 1861년에 산욕열의 전염 원인과 그 정체와 예방법에 관한 논문을 발표했다. 이제 부족한 것은 원인이 되는 세균을 발견하는 것뿐이었다. 하지만 아무런 반향도 없었다.

루이 파스퇴르(1822~1895)에 이르러서야 비로소 사람들은 귀를 기울이게 된다. 의사가 아니라 화학자였던 루이 파스퇴르는 평생

---

* 염소산나트륨의 수용액. 표백, 방부, 소독에 쓰인다.

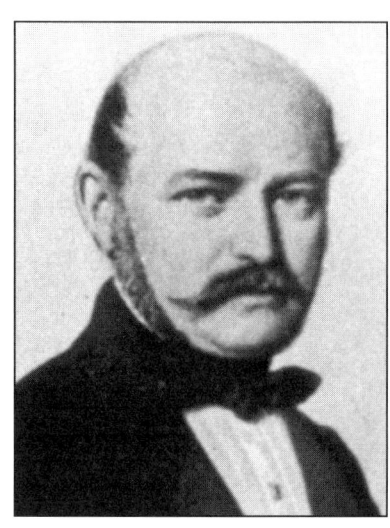
젬멜바이스(1818~1865).
헝가리 출신의 의사. 사람들이 아직 세균의 존재를 모르던 시대에, 산욕열 환자의 발병율에 주의를 기울여 의사의 손을 매개로 해서 질병의 원인물질(=세균)이 전달된다는 전염의 원리를 밝히고, 손을 씻고 소독액을 사용하는 예방법을 시행한 선구자적인 의사.

단 한 명도 환자를 진찰하거나 치료한 적이 없었다. 어쩔 수 없이 고름을 다루거나 사체해부를 해야 할 때면, 쳐다보는 것만으도 진저리를 치는 사람이었다. 그는 포도주와 유산의 발효에 관한 초기 연구들을 통해 마침내 미생물을 발견하기에 이르렀다. 1857년의 일이었다.

당시만 해도 이러한 발견은 전혀 예측조차 할 수 없는 일이었음을 생각한다면 파스퇴르의 재능이 얼마나 대단했을지 짐작할 수 있다. 당시 사람들은 이를 받아들일 준비가 되어 있지 않았고, 그래서 초기에는 격렬하게 이에 반발하고자 했다. 하지만 다행히도 그의 이런 연구들은 머지않아 리스터에게서 소독법이라는 기발한 생각에 불을 지피게 된다.

논쟁은 우선 '자연발생'이라는 본질적인 개념을 둘러싸고 벌어졌다. 이는 18세기로 거슬러 올라가는 케케묵은 논쟁이었다.

앞서 언급한 대로 레이우엔훅은 18세기에 성능이 뛰어난 현미경의 도움으로 건초의 침출액 속에서 미생물들, 즉 원생동물들을 볼 수 있었고 그들의 급속한 번식을 관찰할 수 있었다. 1748년에는 영국의 목사 니덤이 고기 국물을 작은 병에 담아 단단히 밀봉을 해도 미생물이 발생한다는 사실을 제시했다. 그러므로 그것들은 "자연발생"적으로 나타날 수밖에 없다는 것이었다.

이에 대해 이탈리아의 사제 스팔란자니는 아마도 종교적인 이유에서 이러한 이론에 반박하고자 했다. 그는 목이 긴 유리병을 사용하여 니덤의 실험을 거듭 되풀이해보았다. 끓인 물에 담갔던 병에 고기 국물을 채우고, 즉시 병을 불에 그을린 다음 밀봉해두었던 것이다. 그랬더니 현미경으로 보아도 미생물의 흔적은 발견되지 않았고 이로써 자연발생론은 오류라는 사실이 입증되었다. 실험적 관점에서의 논쟁은 이것으로 끝이 났으나 이때부터 교의상의 오랜 논쟁이 개시되는데, 이를 시작으로 거의 1백년 동안 논쟁이 지속된다. 그러다가 마침내 루이 파스퇴르가 등장한다.

1856년에 파스퇴르는 유산과 포도주의 발효소에 관한 최초의 연구들을 정리한 보고서를 발표한다. 이 보고서에서 그는 발효소는 생물이며 대기 중에 있는 것임을 제시했다. 또다시 논쟁에 불이 붙었다. 루앙의 자연주의 과학자 푸셰가 즉각 반대를 외치고 나섰다. 푸셰는 1858년에 과학 아카데미에 출두하여 "대기를 완전히 차단한 환경, 즉 어떤 유기물의 싹도 대기로 인해 초래되지 않는 환경에서도 미생물들을" 태어나게 할 수 있다고 선언했다. 푸셰 외에도 졸리, 뮈세 등이 "미생물들"의 자연 발생을 열렬히 지지했다.

이 논쟁은 종종 격렬한 충돌을 빚으며 4년 동안 지속되는데, 때로는 과학적 주장에 신앙이나 형이상학적 문제가 뒤얽히기도 했다. 파스퇴르는 자신이 옳다는 것을 입증하기 위해 실험을 거듭했으며, 발효성 액체까지도 공기와의 접촉이 완전히 단절된 상태에서는 발효가 전혀 일어나지 않는다는 사실을 제시했다(파리의 파스퇴르 연구소에는 당시에 파스퇴르가 실험했던 작은 플라스크들이 일부 보존되어 있는데, 지금까지도 그 내용물들이 변질되지 않고 있다).

1863년에 파스퇴르는 알부아에 있는 자신의 포도원에서 술의 발효에 관한 새로운 연구를 기획한다. 1865년에는 누에의 병에 관한

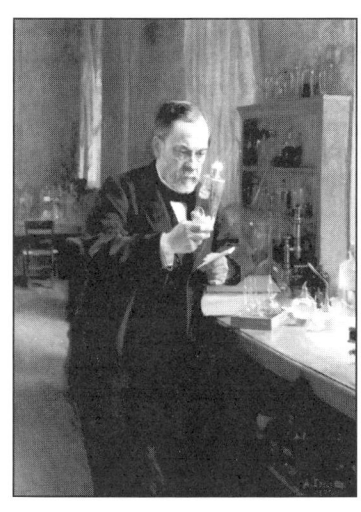

루이 파스퇴르(1822~1895).
19세기 프랑스의 화학자·미생물학자. 포도주와 유산의 발효에 관한 초기 연구들을 통해 1857년에 미생물을 발견했다. 부패가 공기 중의 미생물 때문에 일어난다는 것을 실험적으로 확인하고, 자연발생설을 부인하였다.

새로운 실험들을 했다. 이 모든 시도들의 목적은 오직 하나였다. 적절히 주의만 기울인다면 미생물에 의한 발효현상은 방지할 수 있음을 제시하는 것이다. 그는 굳이 일반화하고자 하지는 않았지만 이미 전염병도 염두에 두고 있었다. 1865년에 그는 이렇게 진술하고 있다.

"감히 역설적으로 표현하자면, 내가 보기에 이 무한히 작은 것들의 역할은 실로 무한히 크다. 그것들은 갖가지 질병들, 특히 전염병들의 원인이 되기도 하지만, 한편으로 지상에서 산 모든 것을 부패시켜 대기로 되돌려 보내는 데에 이바지하기도 한다."

많은 자연과학자들이 파스퇴르를 이해하고 그의 연구를 열정적으로 이어받았다. 위대한 물리학자 틴달은 대기 속의 먼지를 연구하고서, 태양광선 속에서 춤추고 있는 이 먼지들은 바로 미생물들이며 불꽃에 의해 파괴되는 성질을 가졌음을 제시했다. 하지만 파스퇴르를 가장 잘 이해한 이는 외과의 리스터였다. 파스퇴르의 발견이 얼마나 큰 가치를 지닌 것인지를 바로 꿰뚫어본 리스터는 자신 역시 천재성을 입증하게 된다.

리스터(1827~1912)는 에섹스의 업턴에서 태어나 런던에서 학위를 받았다. 사임을 사사한 뒤 그의 조수가 되고 뒤이어 그의 사위가 된다. 1860년에 글래스고에서 교수로 임명되지만, 명성이 높아

지자 1865년에는 에딘버러에 초빙되며 이곳에서 장인의 뒤를 잇다가 1877년에는 런던의 킹스 칼리지 교수로 임명된다. 그가 소독법을 생각해낸 것은 글래스고 시절의 일이다.

리스터는 파스퇴르의 연구에 대해 잘 알고 있었고, 그 중에서도 특히 부패하기 쉬운 음료라도 공기와 접촉을 하지 않거나 공기를 여과시킨 경우에는 변질되지 않고 보존된다는 개념을 끌어낸다. 그는 이런 개념들을 외과에 적용하는데, 특히 외상을 동반한 골절의 경우에 응용한다. 그리하여 리스터는 단순 골절은 부패 현상 없이 낫는데 반해 복합 골절, 즉 외상을 동반한 경우에는 반드시 부패(오늘날에는 이를 화농이라 부른다)를 수반한다는 사실을 확인했다.

파스퇴르의 연구에는 이에 대한 답이 있었다. 즉 원인은 대기에 있고, 대기가 그 "싹"을 나른다는 것이다. 여기서 제2의 결론이 나

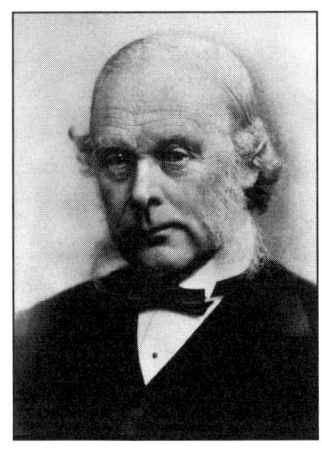

조셉 리스터(1827~1912).
19세기 영국의 외과의. '현대 소독법의 아버지'라 불린다. 파스퇴르가 주장한 세균의 존재가 외과적 상처들에 영향을 주어 패혈증을 일으킨다는 것을 인지하고 석탄산으로 상처를 소독하는 소독법을 시행했다.

온다. 즉 그런 싹들을 없애기 위해서는 상처와 접촉하는 공기를 "여과"시켜야 한다는 것이다.

이것이 소독법의 기본적인 정의였다. 리스터가 파스퇴르의 연구를 알게 된 것은 1864년의 일이다. 그 후 3년 동안 그는 이 연구에 몰두했다. 그는 파스퇴르의 실험들을 자신이 직접 해보았으며, 이를 글래스고에서의 치료 활동에 응용했다. 그리하여 소독법의 유효성을 확신한 그는 이를 발표하기로 결심한다. 1876년에 첫 연구「종기와 복합 골절의 새로운 치료법, 화농의 원인에 관한 견해」가 발표된다.

이 첫 보고서에 대한 반응은 전혀 없었다. 그래서 리스터는 자신의 연구를 이해시키기 위해 다시 발표 기회를 갖지 않을 수 없었다. 1867년 8월 9일에는 영국 의학학회에서, 1868년 5월 2일에는 글래스고 내·외과학회에서, 그리고 1869년 11월 8일에는 글래스고 대학의 공개강좌에서 자신의 연구결과를 잇따라 보고했다.

이 보고들은 르셴의 표현을 빌자면 "외과학의 역사에서 가장 값진 위업"이었다. 이 보고서들에서 리스터는 먼저 파스퇴르의 이론부터 제시했다. 그의 말을 인용해보자.

"외상을 동반한 골절의 결과가 얼마나 불행한지는 그것을 단순 골절과 비교해보면 잘 알 수 있다. 단순 골절은 간단히 치유될 뿐만 아니라, 생명이라든지 상처입은 손발이 위협받지 않는다. 이에 비해 복합 골절은 외과 임상 중에서도 가장 치명적이고 가장 비참한 것들 가운데 하나이다. 뼈의 손상부에 연결되어 있는 외상이 왜 위험한 결과를 불러오는지를 생각해보면, 그것은 손상 부위와 조직 사이에 스며 나온 혈액이 대기와 접촉하여 부패하기 때문이라고 할 수 있다…."

"그렇다면, 어떻게 해서 대기가 유기물의 부패를 초래하는지가 문제로 떠오른다. 이 중대한 점에 관해서는 파스퇴르의 실험이 밝은 빛을 던져준다. 프랑스의 화학자 파스퇴르는 이런 현상이 대기 중의 산소나 다른 기체에 의해 초래되는 것이 아니라 대기 중에 떠도는 미생물, 즉 여러 가지 하등생물의 균이 원인임을 분명히 제시했다."

그런 다음 리스터는 대기를 여과하여 이 유해한 균들을 없애는 방법에 관해 진술한다.

"1864년에 나는 석탄산(페놀)이 하수에 주는 훌륭한 효과에 관한 보고를 읽고 놀랐다. 하수에 극히 소량의 석탄산만 가해도 관개지의 악취를 제거할 수 있었을 뿐만 아니라, 이 목초지의 풀을 먹고 자라는 가축에게 병을 옮기곤 하는 기생충들을 없앨 수도 있었던 것이다."

그리하여 리스터는 외상을 동반하는 골절에는 석탄산의 수용액을 적신 일종의 붕대를 사용하기로 했다. 그는 붕대를 자주 갈아주었다. 하지만 석탄산은 피부를 자극했기 때문에 점점 더 묽은 석탄산 오일로 그것을 대체해야 했다. 또 처음에는 방수포 붕대를 사용했으나 곧 그것을 봉합용 납판으로 대체했다. 이어 리스터는 이 붕대 밑에서 딱지가 생기고, 그 딱지 아래에서 썩지 않고 흉터가 형성되어 가더라는 사실을 말하고 있다.

1867년의 제2보고서에서는 이 소독법을 외과 수술에도 응용하기 시작한 내용이 서술되어 있다. 리스터는 석탄산보다 20배나 묽은 희석액을 사용했다. 최초의 두 건은 대망막(大網膜) 제거를 필요로 하는 협착성 헤르니아 수술과 하지 절단 수술이었다.

두 건 모두 곪지 않고 나았는데, 이는 당시로서는 믿기 어려운 일이었다. 리스터는 자신이 9개월 전부터 이 소독법을 체계적으로 시행하고 있지만 패혈증이나 괴질에 걸린 경우는 단 한 건도 없었다고 덧붙인다. 그리고는 "이런 주목할 만한 변화가 무엇 때문인지는 의심의 여지가 없다. 이 사실의 중요성은 아무리 강조해도 지나

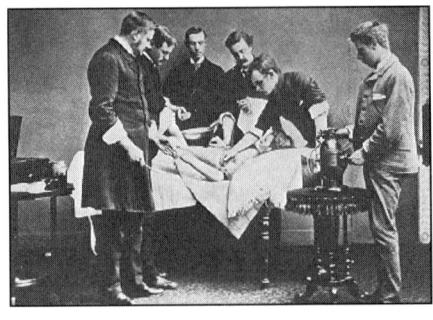

석탄산을 뿌려서 소독을 하고 있는 수술 풍경. 맨 오른쪽 남자 앞에 놓인 것이 리스터의 분무기이다.

치지 않을 것이다."라고 결론짓는다. 하지만 청중은 회의적이었고 그의 말을 따르지 않았다.

그는 사람들을 설득하고 싶었고, 그리하여 다음 해에 역시 설득력 있는 새로운 연구들을 발표한다. 말의 목 동맥을 꿰맬 때 미리 석탄산수에 담가둔 실을 사용한 것이다. 이전까지의 결과와는 달리 수술 부위가 곪지 않은 것이 40일 후의 해부에서 확인되었다. 그 후 리스터는 동맥혹이 생긴 부인의 장골(腸骨)* 동맥도 같은 처리를 한 실로 꿰매었다. 환부는 곪지 않고 나았다.

뿐만 아니라 1867년 4월에는 심하게 들러붙은 넓적다리뼈 수술에도 착수했는데, 그러한 시도가 얼마나 대담했는지는 상상하기가 쉽지 않다. 왜냐하면 대개 수술 뒤에는 화농을 막을 수 없어 수술을 받은 발이나 생명이 큰 위험에 처하게 되기 때문이다. 게다가 그 수술은 하지 않아도 되는 수술이었다. 하지만 수술에 쓰이는 기구들과 수술 부위 전체에 강한 석탄산 오일을 뿌린 뒤에 수술을 한 결과 환자는 멋지게 완쾌했다.

이 수술은 기념비적인 것이었다. 그것은 소독법의 여러 규정에 따라 행해진 최초의 수술이었고, 그 이후 사람들은 수술을 할 때 더 이상 이 소독법을 무시할 수 없게 되었던 것이다.

하지만 리스터는 그 후에도 계속 동료들의 몰이해와 싸운 것 같다. 1868년 5월 2일, 리스터는 글래스고의 모든 내·외과 의사들

---

* 엉치등뼈의 두 끝과 궁둥이뼈의 뒤쪽 위에 있으며, 부채 모양으로 퍼진 편평한 뼈.

앞에서 이렇게 외쳤다. "나는 이 이론의 진실성을 믿지 않는 사람은 치료에서 성공할 수 없다고 단언한다." 하지만 아무리 그가 그렇게 주장하고 증명을 해도 사람들의 회의를 완전히 지울 수는 없었다.

그는 통계의 가치를 잘 알고 있었으므로 구체적인 수치를 제시하고자 했다. 그리하여 1870년 1월에 사지 절단 수술의 두 통계 자료를 비교하여 제시했다. 소독법을 사용하기 이전의 사망률은 35건 중 16건, 즉 45%였다(이 수치는 우리를 오싹하게 하지만 당시로서는 꽤 평균적인 수치). 이에 반해 소독법을 사용한 뒤로는 40건 중 6건, 즉 15%로 내려가고 있다. 더욱이 이 6건 중에서도 화농의 경우는 1건에 불과했다. 그 이후에 이루어진 리스터의 연구는 소독법의 구체적인 방법에 관한 세부 사항들이다.

그런데, 이처럼 확고한 신념과 일에 대한 의욕을 지닌 리스터라면 마땅히 사람들의 지지를 얻어야 하지 않았을까? 당시 아무리 뛰어난 외과의라도 희생자를 내지 않을 수 없었다는 점을 생각할 때, 그의 수술 결과들은 그 자체로 충분히 웅변적이었고 사람들을 열광시키기에 족한 것이었다. 게다가 리스터의 이론은 명철했고 아무런 결점이 없었으므로, 당시 과학적인 사고가 가능한 사람이라면 누구라도 기쁘게 하기에 족했다.

하지만 그만큼이나 인간은 자기 것이 아닌 견해를 받아들이는 일을 힘들어하며, 특히 그 견해가 혁신적인 것일 때는 저항이 더욱 심해서, 그의 견해를 믿어준 이들은 극소수 외과의들에 불과했다.

그냥 무시해버릴 수 없는 경우에는 우스꽝스런 이설을 내세워 그의 견해에 반대하거나, 아니면 군주처럼 오만한 태도를 취했다. 예를 들면 버밍햄의 저명한 외과의인 로슨 타이트는 "쓸데없이 복잡하기만 하다."면서 이 방법을 거부했다.

외국에서는 반대자들의 수가 매우 많았다. 1870년부터 1871년에 걸쳐 보불전쟁이 발발했을 때, 리스터는 교전국들을 염두에 두고서 주목할 만한 기사를 발표했지만 각국은 이 새로운 방법에 아무런 주의도 기울이지 않았다. 그랬기에, 대부분이 사지 절단 수술에 불과했음에도 불구하고 그 수술 결과는 실로 끔찍했다. 페르시와 라레의 수술 결과들에 비해서도 명백히 뒤떨어지는 결과였다.

그렇지만 사람들의 이런 망설임도 확실한 결과 앞에서는 무력했다. 리스터의 방법을 채택한 수술에서는 감염, 즉 '병원 괴저'가 사라졌고 수술받은 환자들이 말끔히 나았다. 1871년을 전환점으로 하여 영국 외과의들은 점점 더 많은 이들이 이 방법을 따랐고, 미국에서도 마찬가지였다.

이탈리아에서는 보티니가 처음으로 석탄산을 사용했다. 독일에서는 폴크만과 특히 세계적으로 이름난 외과의 빌로트가 이 방법을 채택했다. 그들의 예는 전 독일이 이 방법을 따르는 계기가 되었고, 바로 이 나라에서 앞으로 소독법을 굳건히 지켜나갈 많은 새로운 수술법이 탄생하게 된다.

프랑스에서는 훨씬 더 망설였다. 하지만 1869년에 쥐스 뤼카-샹피오니에르라는 젊은 외과의가 글래스고로 가서 리스터를 방문한 뒤 감격해서 귀국했다. 하지만 그는 그때까지의 관행을 강요하는 연장자들을 설득할 수 없었다. 그래서 자신이 직접 시도할 수 있게 될 때까지 기다려야 했다. 5년 동안 기다린 끝에 마침내 기회가 찾아왔다. 1874년, 라리부아지에르 병원의 업무 책임자로 발령을 받은 것이다. 그때까지 이 병원에서 수술받은 환자는 모두가 화농을 앓고 있었다. 게다가 이를 놀라워하는 이는 아무도 없었다. 그것은 통상적인 과정이었던 것이다. 그는 당장에 소독법을 채용했고, 그의 눈부신 성공은 파벌주의에 빠져 있지 않은 모든 이들을 납득시킬 수 있었다.

1875년에는 리스터의 방법이 도처에서 채용되었다고 할 수 있다. 그토록 많은 거부와 중상모략 끝에 마침내 리스터의 재능은 전 세계적으로 인정받았다. 세계 각국에서 사람들이 그를 만나러 찾아왔고, 그의 공적을 기리는 여러 가지 상을 수상하는 등, 그는 명예로 둘러싸이게 된다.

1892년 12월 27일, 그는 프랑스의 파리로 가서 소르본느 대학 연례회의에 참석한다. 그리고 프랑스 대통령 사디 카르노와 당대의 위대한 학자들이 지켜보는 앞에서 파스퇴르를 포옹했다. 그에게 그것은 영광의 극치였다.

파스퇴르 덕분에 리스터는 눈에 보이지 않는, 따라서 극복하기 어려운 장애였던 감염증을 이겨낸 것이다. 그리고 리스터 덕분에 현대 외과학은 탄생하며 무궁한 발전의 길로 접어들게 된다.

하지만 길은 여전히 돌투성이였다. 소독법을 따르는 수술은 시술자나 환자 모두에게 불편한 점이 없지 않았다.

그렇다면 당시 리스터의 소독법 규정을 따르는 수술이 실제로 어떻게 행해졌을까? 수술이 행해진 장소는 오래된 치료실을 개조한 방일 때도 있었고 강당인 경우도 있었다. 견학자들과 학생들은 수술의의 움직임에 방해가 되지 않도록 한쪽 구석에 몰려 있었다. 더구나 방은 따로 독립되어 있지 않은 경우가 많아 사람들이 여러 가지 볼일로 드나들었으며, 가구류가 방해되는 경우도 있었다.

조명 시설도 형편없었다. 창을 통해 쏟아져 들어오는 햇빛은 반대쪽에 그림자를 만들었다. 야간에 응급수술을 해야 할 때는 거의 아무 것도 보이지 않았다. 멀리서 비추는 석유램프나 초의 불빛 속에서 외과의가 몸을 굽히면 주위는 그의 그림자로 어두워졌다. 조수도 방해가 되었다. 우리가 보기에는 끔찍할 만큼 불충분한 조명이나, 그런 정도로도 손발이나 머리, 목 등의 수술은 가능했을지 모르지만 깊은 곳, 특히 복부는 제대로 보이는 것이 거의 없었을 게 분명하다. 산부인과 수술은 언제나 깊고 움푹한 부위, 소장궁(小腸弓)들이 자꾸만 밀려들어 메우는 그런 움푹한 부위에서 진행되는 것이다.

환자는 들것에 실려 들어온다. 수술은 고정된 나무 테이블 위에서 행해지게 된다. 우선 환자를 잠들게 해야 하는데, 이 일을 맡은 조수는 경험적인 지식뿐 특별한 훈련을 받은 사람이 아니다. 경험이 없는 조수나 학생들 가운데 한 명일 수도 있고, 때마침 한가한 간호원일 수도 있다. 외과의 자신이 직접 이 일을 맡는 경우도 있다. 마취에는 헝겊에 마취액을 적셔 사용하는 경우도 있었지만 대개는 진짜 장치가 사용되었다. 초기의 장치는 밸브가 구비된 두 개의 관이 달린 단순한 플라스크 병으로, 병 속에는 마취액을 적신 해면이 들어 있었다. 후에 여러 가지 장치가 발명되어 특허가 취해졌지만 모두가 이 장치에서 힌트를 얻은 것이었다. 프랑스에서는 옹브르단과 리카르가 만든 장치가 탁월한 효력을 인정받아 널리 퍼졌다.

약품으로는 의사의 기호에 따라 에테르가 쓰이기도 하고 클로로포름이 쓰이기도 했다. 뿐만 아니라 단 시간에 끝나는 수술인 경우에는 의식이 빨리 회복되는 염화에틸이 사용되는 경우도 있었다. 외과의에 따라 여러 가지 약품들을 섞어서 쓰기도 했다.

이리하여 수술대 위의 환자는 외과의의 감시 하에 잠이 들고 이어 수술이 시작된다. 그러나 장치를 다루는 일이 어렵고 불확실했기 때문에 환자의 잠이 편안한 경우는 드물었다. 종종 환자는 몸을 움직였고, 갑자기 환자의 손이 수술 부위로 파고드는 경우도 있었다. 반대로, 마취가 너무 강해서 환자의 안색이 파래지고 호흡이 약해지는 경우도 있었다. 마취에도 항상 주의를 기울이지 않으면 안 되었다. 마취 마스크를 들고 있는 조수는 그저 시키는 대로 일을 하는 사람에 불과했다. 외과의는 언제나 그를 예의주시하면서 조언을 하거나 때로는 심하게 꾸중을 해야 했다.

이렇게 안심할 수 없는 상황인데다 시야까지 어두웠고, 거기에다 소독법 처치를 준비하는 과정에 따르는 불편함이 더해졌다. 리스터의 방법을 충실하게 따르자면 외과의는 수술 전에 우선 소매를 팔꿈치까지 걷어올려야 한다. 페앙이 했던 것처럼 목에서 묶는 스카프를 하는 이도 있었다. 그리고 손을 비누로 씻은 후 석탄산 용액 속에 오랫동안 담근다. 수술 조수 역시 그렇게 해야 한다.

수술에 임하는 즉시 분무기를 작동하여 수술 부위 전체에 석탄산 가스를 분사한다(분무법은 리스터가 완성했다). 석탄산 가스로 인해 시계는 더욱 어두워지고, 눈은 따끔거리고 기침이 난다. 하지만 그렇게 해야 대기 중의 균을 모두 죽일 수 있으므로 참아야만 한다. 주위에는 석탄산 용액이 든 그릇이 여럿 놓여 있다. 의료 기구들과 해면을 담그기 위해서다. 손도 끊임없이 이 그릇 속에 담그고 가끔씩은 묽은 석탄산 용액으로 헹군다. 봉합실도 석탄산 용액에 담겨 있다. 외과의의 맨손은 빨갛게 되고 이내 화끈거리기 시작한다. 손에 온통 습진이 번지는 경우도 많았다.

이렇게 진행되는 수술이 얼마나 불편하고 불유쾌한 것이었을지 상상해보라. 외과의는 끊임없이 신경을 긴장시켜야 하는데다 손은 쑤시고 시야는 석탄산의 안개 때문에 흐릿하며 우물 속 같은 어둠 속에서 별다른 기구 없이 수술에 임해야 한다. 피를 닦아낸 해면은 끊임없이 헹구어야만 했다. 잠시도 주의의 끈을 늦출 수 없었다. 또 하나 잊어서는 안 될 것은 당시만 해도 수술의 테크닉조차 아직 모색 단계에 있었다는 사실이다.

수술 부위에 관해서도 그다지 잘 알려져 있지 않았고, 비극적인 사고가 언제 발생할지 몰랐다. 게다가 환자의 마취상태에도 언제나 신경을 곤두세워야 했다. 잠이 얕게 든 경우, 환자가 갑자기 움직여 수술이 돌연 중단되는 경우도 있었다. 외과의는 싫어도 이런 일을 예상하지 않을 수 없었고, 이를 마취 담당자에게 숨기지도 않았다. 환자의 질식에도 주의하지 않으면 안 되었다. 환자의 상태를 자주 점검해야 했고, 수술을 중단하고서 돌연 안색이 파랗게 변한 환자에게 다급히 달려가서 위기를 넘겨야 하는 경우도 발생했다. 이런 여건 아래서 수술을 오랫동안 하는 것은 위험했다. 어떤 경우에도 한 시간을 넘겨서는 안 되었다.

이 정도만 살펴보아도 우리는 당시의 외과의들이 얼마나 강인하고 냉철한 성품을 지녀야 했는지, 특히 노련한 솜씨를 지니지 않으면 안 되었는지를 확실히 이해할 수 있다. 참으로 그들은 외과학의 개척자들이었다. 그들의 목소리가 크고 동작이 팔팔했던 건 당연한 일이라 하겠다.

외과의의 일은 이처럼 무섭고 대단한 일이었지만 이를 보상해주는 것도 있었다. 수술한 환자가 회복되어 가는 모습을 지켜보는 것은 외과의에게는 커다란 기쁨이었다. 하지만 소독법의 엄격한 규정은 반드시 지켜야만 했다. 석탄산 대신 자극이 덜한 요오드포름이나 승홍수*를 쓸 수도 있었다. 하지만 그것은 세부적인 것에 불과하며, 방법 자체는 동일했다. 적당한 편법, 즉 규정대로 행하지

---

* 昇汞水, 염화수은을 녹여서 푼 소독물.

않거나 규정의 일부만을 행하거나 하면 돌이킬 수 없는 실패가 기다리고 있었다.

하지만 외과의들 중에는 소독법을 전면적으로 거부한 아르망 데프레 같은 이들도 있었다. "구더기가 비브리오균을 먹어준다."고 주장하면서 오염된 붕대를 권하고 주머니에서 메스를 꺼내드는 그들에 대한 얘기는 하지 않는 편이 나을 것이다.

3. 무균법

소독법의 화려한 시대는 1875년부터 1886년까지 약 10년 동안 지속되다가 결국 무균법에게 길을 양보한다. 이 두 방법의 차이를 확실하게 이해하는 것은 중요하다.

리스터의 생각의 기본은 수술 부위에 접촉하는 공기에 내포된 균을 제거하는 것이었다. 그 역할을 하는 것이 바로 석탄산의 분무였다. 균의 대부분이 외과의의 손과 수술 도구들과 해면에 의해 전달된다는 것은 아주 일찍부터 알려져 있었다. 그래서 손이나 기구들을 방부 역할을 하는 용액 속에 담글 필요가 있었다.

이 방법은 효과적인 듯했다. 그러나 안목이 있는 사람이라면 이 방법이 표층 수술(예를 들면 팔다리라든가 목 부위 등의 수술)에서만 유효하다고 판단했다. 배 깊은 곳을 수술하는 경우는 소독법의 효과가 반감했다.

또한 사람들은 소독법에 여러 가지 다른 불편 사항들이 따른다는 점도 간파했다. 소독법에 사용되는 화학 약품에는 부식성이 있었다. 부식작용은 환자의 피부뿐만 아니라 복부의 장기를 덮고 있는 복막에도 영향을 미쳐 복막의 보호기능을 부분적으로 잃게 했다. 그런 한편, 소독법을 채용하지 않고도 좋은 성과를 올리는 외과의들도 있었다. 예를 들면 로슨 타이트는 모든 화학적 소독법을 멀리하고서 엄격한 청결을 지키는 방법을 택했다. 손을 비누와 끓인 물로 장시간 씻었다. 습포로는 뜨거운 물에 삶고 새로 세탁한 것을 사용했고, 수술 도구들은 극도로 청결하게 보존했으며, 봉합용 실 역시 삶아서 사용했다.

사실 로슨 타이트는 이미 무균법을 실천하고 있었던 것이다.

이 길을 열게 되는 이는 파스퇴르이다. 1867년 이후 파스퇴르는 균과의 싸움에서 큰 진전을 이루고 있었다. 그가 의학적 문제들에 접근한 것은 1877년의 일이었다. 최초의 연구는 탄저 박테리아에 관한 연구였고, 뒤이어 샹베를랑, 루 등의 동료들과 함께 산욕열의 균 연구에 착수했다. 병실이나 사체해부실에 들어가는 일에 대한 혐오감도 극복했다. 파스퇴르는 미생물이 병과 관련되어 있다는 사실을 확신하고 있었다. 1878년 8월 30일, 파스퇴르는 의학 아카데미 회의석상에서 좌중의 외과의들을 향해 말했다.

"만약 제가 영광스럽게도 외과의이고, 특히 병원 내의 온갖 것들의 표면에 흩어져 있는 미생물 균들의 위험성을 지금처럼 잘 알고 있다면, 저는 완전히 청결한 기구만 사용할 뿐만 아니라 손을 가능한 한 세심한 주의를 기울여 씻고, 가제와 붕대와 해면 등은 미리 130도에서 150도 정도의 증기에 쐰 것만 사용할 것입니다."

소독법과 무균법의 차이는 바로 이렇다. 소독법은 수술자가 사용할 기구라든가 해면(피를 닦는 데 쓰는)이 초래하는 균으로부터 환자의 몸을 보호하기 위해 석탄산을 사용하는 것이다. 이에 비해 무균법은 열로 미리 무균상태로 만든 기구와 붕대와 봉합사(縫合絲)를 사용한다는 것이다. 무균법은 소독법에 비해 한결 효과적이었고, 특히 복부 수술에서는 양자의 차이가 현저하게 나타났다. 소독법에 의거하여 복부 수술을 할 경우, 방부액의 분무가 수술 부위를 완전히 덮을 수는 없었기 때문이다.

무균법에 대한 생각은 1878년에 표명되었지만, 처음에는 좀처럼 결실을 보지 못했다. 그러다 1886년에 마침내 파리의 외과의인 테리용이 처음으로 이 방법을 채택한다. 곧바로 테리에가 뒤를 이었는데, 그의 화려한 명성으로 인해 테리용의 이름은 지워져버린다. 독일에서는 베르히만이, 미국에서는 할스테드가 때를 놓치지 않고 무균법을 채택했다. 그들은 파스퇴르의 지침에 따라, 160도의 건열이나 2, 3기압을 가하여 130도의 온도를 유지하는 증기 소독기를 사용했다.

무균법은 서서히 도입되었다. 독일에서는 초기에는 비등법이라는 독자적인 형태로 도입되었을 뿐이었다. 영국에서는 소독법이 탄생한 나라라는 자부심 때문에 오랫동안 소독법이 계속 사용되었다. 다른 나라들에서는 각자 자신들의 편의대로 이 방법을 사용했다. 테리에나 할스테드를 방문해본 뒤 곧바로 무균법을 받아들인 이들도 있었다. 여전히 소독법만 충실히 따르는 사람들도 있었다. 그러나 대다수는 두 가지 방법을 섞어서 사용하고 있었다. 테리에도 이렇게 말하고 있다. "나는 무균법만 고집하지는 않는다. 테리용도 나도, 두 가지 방법을 조합해서 사용하고 있다."

더구나 그렇게 하지 않을 수도 없었을 것이다. 이후부터 외과의는 무균 의료기구와 헝겊, 가제 등을 사용해서 수술을 하게 되었다. 그리하여 심부 조직, 특히 복막을 자극하는 일이 없어지고 복

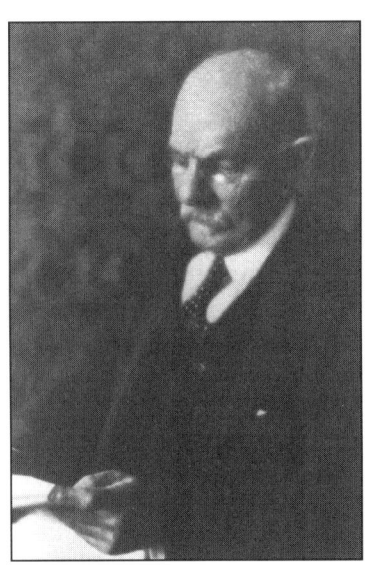

윌리엄 스튜어트 할스테드(1852~1922).
미국 외과학의 기초를 세운 의사. 1885년 최초로 외과용 고무장갑(무균 장갑)을 끼고 수술을 해서 의학계의 미스터 클린으로 불린다. 빠른 속도를 중시하던 기존의 외과수술에 대해, 꼼꼼한 결찰 및 지혈, 정교한 수술기법, 섬세하고 조심스러운 시술 등을 통해 부작용을 최소화하고 회복을 빠르게 하는 현대화된 수술법을 시행했다.

막의 보호 기능을 유지할 수 있게 되었다. 소독을 위해 액을 분사하는 풍경이나, 기구와 헝겊을 담가두는 용기 따위는 점점 모습을 감추게 되었다. 그러나, 수술받을 환자의 피부와 수술하는 외과의의 피부가 똑같이 무균 상태일 필요가 있었다. 그래서 환자의 피부에는 소독약이 발라졌으나, 절개부에서 너무 멀리까지 바를 필요는 없었다.

문제는 수술자의 손이었는데, 그것은 결코 해결이 쉽지 않았다. 외과의는 우선 손을 비누와 끓인 물로 잘 씻어야 했다. 게다가 알코올이나 승홍수, 과망간산염액 등에 수술 전은 물론 수술 중에도 몇 번이나 담갔다. 그러나 이 방법에 의한 소독은 완전한 게 아니었을 뿐만 아니라, 이 소독약들이 피부를 자극하고 때로는 발진까지 일으키는 문제가 있었다.

그런데 1885년에 할스테드가 해결책을 발견했다. 고무장갑을 사용하기 시작한 것이다. 이것이라면 다른 기구와 마찬가지로 미리 살균해둘 수가 있었다. 독일에서는 미쿨리츠, 프랑스에서는 샤퓌가 1890년경에 각각 장갑을 만들어낸다. 거듭되는 소독으로 이내 못 쓰게 되는 할스테드의 장갑에 비해 샤퓌의 장갑은 튼튼했기 때문에, 오늘날의 얇고 손에 딱 맞는 장갑이 생겨날 때까지 아주 오랫동안 애용되었다.

이 고무장갑이라는 개선책은 결코 가볍게 여겨서는 안되는 것이다. 손은 수술에서 가장 중요한 도구임과 동시에 미생물을 전하는 역할을 하므로 그 무엇보다 많은 주의를 기울여야 한다. 무균 장갑이 만들어진 덕택에 아무런 위험 없이 손을 자유롭게 사용할 수 있게 된 것이다.

1890년경에는 무균법이 도처에서 채용되고 있었다. 그 후 약간 개선되기는 했지만, 오늘날까지도 당시의 소독 방법이 쓰이고 있다. 1890년대와 마찬가지로 외과의는 손을 깨끗이 씻고 나서 무균 고무장갑을 낀다. 오늘날에는 이에 덧붙여 수술 직전에 무균 '웃옷'을 입고 '모자'를 쓰며, 균을 퍼뜨리는 일 없이 이야기도 하고 숨도 쉴 수 있도록 '마스크'를 쓴다. 그리고 또 '장화'를 신는데, 이로써 오염원이 구두에 묻어 외부로부터 유입되는 데에 대한 걱정이 없어졌다.

무균법을 제대로 습득하기란 그것을 채용하는 것 못지않게 어렵다. 이제 외과의는 수술 부위에 접촉하는 모든 것이 무균 상태에 놓이지 않으면 안 된다는 점을 배워야 한다. 이는 소독법을 사용하는 경우에는 반드시 지켜야 하는 사항은 아니었다. 우선 환자의 몸(수술 부위)을 무균 헝겊으로 덮고, 수술 도구를 내려놓을 때도 다른 무균 헝겊으로 덮지 않으면 안 된다. 게다가 이를 반사적으로 행할 수 있게 해야 한다.

당시에는 적지 않은 외과의들이 '무균법 위반' 행위를 범했다. 손으로 자신의 양복을 만져버리거나 수술 도구를 소독되지 않은 테이블에 놓았다가 다시 사용해 버리기도 했던 것이다. 무균법 시행 초기에 반사적으로 그렇게 한다는 것은 오늘날의 우리에 비해 훨씬 더 어려웠을 게 분명하다.

이렇게 하여 외과학은 두 가지 소중한 무기, 마취술과 무균법을 손에 넣었다. 이제 뒤이은 세대의 외과의들에게는 외과 기술이라는 광대한 미개척지를 개간하는 임무가 주어지게 된다.

제3장
근대의 외과학

1. 개척자들

소독법 등장 이전에 가능했던 수술들을 열거해보자. 열거는 놀랄 만큼 간단하게 끝나버릴 것이다.

몇몇 수술들은 먼 옛날부터, 그리스의 알렉산드리아 시대 때부터 존재하고 있었다. 우선 골절이나 탈구를 정복하고 고정하는 시술들을 들 수 있는데, 이들은 외과의들이 기량을 마음껏 발휘할 수 있는 시술들이었다. 또 창상에 대해서는 봉합이라든가 간단한 세척과 붕대 처치가 베풀어지고 있었다. 하지만 상처는 반드시 곪았고, 곪는 것 자체가 "칭찬할 만한 것", 즉 바람직한 것으로 인식되던 시대도 있었다.

상처가 심하거나 깊은 경우, 즉 상처가 주요 기관이나 골절된 뼈까지 이르고 있는 경우에는 화농으로 인해 환자의 생명이 매우 위태로운 지경에 처했다. 리스터가 맨처음 한 일이 바로 외상을 동반한 골절에 관한 것이었음을 잊어서는 안 될 것이다.

몇몇 외과 수술 역시 먼 옛날부터 널리 시도되고 있었다. 사지 절단이라든가 혈관의 결착, 겉으로 드러난 종양의 절제, 방광 절개(방광 결석을 꺼내기 위한 방광의 절개), 두개골 천공술 등이 그것이다.

훨씬 더 대담한 것들도 있다. 헤르니아의 치료라든가 생식기 탈

169

출에 대한 수술, 동맥혹의 치료를 위한 동맥 결찰 등이 그렇다. 갑상선종의 제거라든가 장의 봉합, 나아가서는 화농성 늑막염의 배농을 위해 늑막을 여는 일도 가끔 행해졌다. 그러나 결과는 불확실했으며 위험도 컸다. 그 위험도는 켈수스나 존 헌터의 시대보다도 19세기 초가 훨씬 더 컸을 것이다(왜냐하면 감염의 위험이 있었기 때문이다. 수술받는 환자를 모두 같은 방에 들게 했는데, 치료에 임하는 의사와 간호사들은 아무 것도 모르는 채 매우 유해한 미생물들을 환자에게서 환자에게로 옮기고 있었던 것이다).

당시 엄청난 공적으로 간주되었던 몇 가지 수훈도 지적할 수 있을 것이다. 맥도웰은 1809년에 난소 낭종을 수술했고, 세디요는 1849년에 위 수술을 했으며, 쾨베를레는 1863년에 자궁 근종을 제거했고, 같은 해에 페앙은 비장을, 그리고 시몽은 1869년에 신장을 수술했다.

열거는 이 정도에서 끝내기로 하자. 이밖에도 다른 몇몇 공적들을 열거할 수도 있지만, 그런 것은 다만 누가 처음으로 행했는지 하는 일화적인 흥밋거리에 지나지 않는다. 요컨대 아직은 거의 모든 영역이 탐구의 대상이었다.

1890년 이후 뛰어난 외과의들은 모두가 가슴 졸이며 이 끝없는 길로 걸어들어갔다. 기술의 진보는 유럽이나 북미 등 모든 문명국에서 일어나고 있었다. 때로는 두세 군데의 서로 다른 장소에서 동시에 발견이 이루어지기도 했다. 그런 경쟁적 분위기 속에서는 이기주의가 발붙일 곳이 없었다. 모두가 부지런히 배우고 또 자신의 발견을 열심히 세상에 알리고자 했다. 몇몇 대가들은 이름을 크게 떨쳐 세계 각처의 외과의들을 모여들게 했다. 독일의 빌로트와 미쿨리츠, 프랑스의 두아양과 테리에, 스위스의 코헤어와 레베르딘, 이탈리아의 바시니, 영국의 스펜서 웰스와 파제트, 미국의 맥버니와 할스테드, 러시아의 피로고프 등을 예로 들 수 있으나, 이들에 결코 뒤지지 않는 다른 많은 사람들이 있다.

그러나 이름들만 나열해나가는 것은 아무런 소용이 없을 것이다. 의학의 진보는 그들 모두의 합작품이요 그들 모두에게 영광을 돌리면서, 앞으로는 최소한의 이름만 거론해나가는 점을 양해하기 바란다.

점진적으로 진보를 해나감에 따라 외과의들은 자신들에게 병리학이라든가 해부학적 지식이 부족하다는 것을 깨달았다. 사실 그들의 지식은 당시까지 그들이 접촉할 수 있었던 신체기관들에 대한 세부 지식들에 한정되어 있었다. 그것이 바로 내과의만 치료하는 병들을 대상으로 하는 내과병리학과 구분하여, 외과병리학이라는 이름을 쓸 수 있는 근거였다.

외과병리학은 사지와 두개골, 얼굴, 목 등을 대상으로 하고 있었다. 여기에 상세하게 서술되어 있는 것은 갖가지 외상들, 목과 유방과 외부생식기들과 사지(四肢) 관련 병들, 그리고 각종 헤르니아뿐이었다.

그런데 그런 외과의들이 이제 복부를 열고 뱃속의 장기들을 수술하기에 이른 것이다. 그리하여 외과병리학은 해부학과 마찬가지로 자궁과 그 부속 기관들에 대한 연구를 포함하게 되었으며, 자궁 관련 병들은 외과의가 치료에 임할 수 있었던 최초의 병이었다. 뒤이어 위를 비롯한 소화기관, 간장, 방광, 신장 등이 차례로 연구 대상이 되어갔다. 흉부 기관이라든가 신경조직, 뇌 등은 좀 더 늦게 연구 대상이 된다.

이렇게 하여, 주로 외과의의 수술을 통해서 얻은 여러 가지 발견들과 "수술에서 채취한 조직(組織)편들"에 대한 세밀한 연구(현미경을 사용한)를 바탕으로 하는 내·외과 혼합 병리학이 탄생한다. 말하자면 라에넥의 임상해부학적 방법을 훨씬 더 실속있게 보완한 진정한 '생체' 실험이 이루어지게 되는 것이다. 그리하여 의학계 전체가 이의 혜택을 보면서 각각의 질병이 전체와의 관계 속에서 서술되는 의학의 대계(大系)가 조금씩 완성되어가기 시작한다.

그리하여 외과학의 상당 부분이 크게 혁신되었다. 조직학은 지금까지는 사체에 나타난 약간의 흔적들에 대한 연구로 만족할 수밖에 없었으나 이제는 한창 진행 중인 병의 변화를 포착할 수 있게 되었다. 생리학은 클로드 베르나르와 더불어 실험의 길로 접어들었다. 의사와 마찬가지로 생리학자도 실험 외과학의 도움을 빌리게 되는 것이다. 새로운 기술, 즉 전신마취와 무균법은 동물 수술에도 응용되었고, 갖가지 장기들이 정상적인 상태에서는 어떻게 작용하는지에 대한 연구가 진행되어 병적 상태의 구조와 변화가 해명되기에 이르렀다.

소화기관, 간장, 췌장의 기능, 신장과 배설기관의 기능, 갑상선의 기능 등, 여러 내장 기관들의 정상적인 기능에 관한 지식을 얻게 된 것도 이 시기의 일이다.

새로운 연구치고 외과학적 실험의 혜택을 보지 않은 연구는 없었다고 해도 과언이 아니다. 뇌와 척수의 기능에 관한 셰링턴의 연구라든가 조건반사에 관한 파블로프의 연구처럼 외과학과 동떨어진 분야의 연구에 있어서도 같은 말을 할 수 있다.

그리고 당시까지 전혀 알려지지 않았거나 막연하게만 파악되고 있던 복부 질병 대부분이 분류되고 기록된 것도 이 시기이다. 이 질병들에 대한 전문용어집을 만들면 훌륭한 병리학 논집이 될 것이다. 여기서는 한 가지 예만 드는 것으로 만족하자. 바로 맹장염이다. 맹장염은 매우 평범하고 빈번하게 일어나는 질병이지만, 동시에 아주 위험한 상태로 돌변할 수 있는 병이다. 맹장염도 바로 이 시기에 발견되었다.

1891년 무렵 어느 날, 한 외과의가 심한 복막염 증세를 보이는 환자 한 명을 긴급히 수술하게 되었다. 탐진 결과 원인을 발견할 수 있었다. 맹장에 염증이 생기고 구멍이 뚫려 있었던 것이다. 같은 시기에 여러 명의 외과의들에 의해 동일한 발견이 이루어졌다. 맹장염은 당시 미지의 질병이었지만 서로 일치하는 관찰이 겹쳐지면서 일반의 관심이 이 작은 기관으로 쏠리게 되었다. 그때까지 외과의가 이 기관을 전혀 몰랐던 것은 아니었지만 완전히 무시해왔기 때문에 우선 맹장 자체를 확인하는 것에서 시작해야 했다

맹장의 모양과 위치가 측정되어 해부학적으로 기술되었다. 그 다음에는 맹장염의 예후를 판단할 필요가 있었다. 맹장염을 다른 번거로운 증상들과 구별할 필요가 있었지만, 맹장 자체의 위치가 매우 가변적이고 특히 염증의 증상이 일정하지 않았기 때문에 아주 어려운 일이었다. 수술 방법 자체도 체계화할 필요가 있었다. 먼저 어떤 루트를 택할 것인가? 맹장에 대해 어떻게 대처하는 것이 좋은가? 배농관을 삽입해야 하는가? 즉시 수술을 해야 할까, 아니면 적절한 때를 기다리는 것이 좋을까? 이런 문제들이 초래한 많은 논쟁들은 극히 최근까지도 학회에 영향을 끼친 바 있다.

이밖에도 우리는 다른 많은 예들을 들 수 있을 것이다. 그러나 이 예만으로도 우리는 당시 사람들이 얼마나 많은 난관들에 부딪쳤고, 또한 수술자가 각자 자신의 경험을 보고하는 일이 얼마나 중요했는지를 엿볼 수 있다. 더욱이 외과학의 영역에서는 특히 실패의 경험이 중요했다. 실패가 결과적으로 가장 결실이 많은 가르침을 주는 경우가 많은 것이다.

진정한 의미에서의 정복이 공동으로 이루어지고 있었다. 그리고 그것은 뜻밖의 여러 발견과 큰 실망들을 동반하는 정복이었다. 그래서 르리슈는 당시의 외과의들에게 콘키스타도르*라는 칭호를 부여하기도 했다.

---

* 정복자라는 뜻으로 16세기 초 멕시코와 페루를 정복한 에스파냐인들에 대한 호칭.

그러한 열광은 충분히 수긍이 가지만, 그렇다고 해서 외과의들의 가치를 과장해서는 안 될 것이다. 이 20세기 초에 의학이 그리고 있는 장대한 프레스코 벽화에서 외과의가 이루어낸 역할은 확실히 크고 여러 방면으로 영향을 끼치고 있었다. 그러나 그것은 어디까지나 외과병리학이라는 한정된 테두리 안에서의 일이었다. 외과의는 생리학자나 내과의에게 우수한 실험 방법을 제공한 게 사실이지만, 다른 한편 후자들이 이루어낸 여러 발견들에서 많은 혜택을 받고 있었다. 그 발견들 하나하나는 진보의 매 단계에서 중대한 의미를 갖는 것이었다.

당시 의학은 광대한 영역을 다루었고, 질병들은 면밀한 관찰과 연구실에서의 연구와 과학적 실험 등으로 집성되고 있었다. 대상 영역이 급속도로 넓어져서, 의학은 점점 더 세분화되는 여러 전문 영역으로 분화된다. 점점 더 복잡해졌기 때문이다. 그리하여 오늘날에는 진정한 의미에서의 종합의학은 더 이상 존재하지 않게 되었다.

클로드 베르나르(1813~1878)의 영향은 실로 중요하다고 할 수 있을 것이다. 그는 장차 모든 이들이 가이드로 삼게 될 진정한 과학 정신을 사람들의 뇌리에 불어넣었다. 각종 진찰도구들이 차례차례 만들어졌고, 통계의 필요성도 서서히 인식되어 갔다.

1868년에 분델리히는 체온과 맥박의 변화를 그림으로 나타내는 데 관심을 가졌다. 1890년에 포텡은 여기에다 혈압의 변화를 덧붙였다. 그는 처음으로 혈구의 수를 잰 사람이기도 하다. 이렇게 하여 검사의 기초가 마련되었다. 이것들은 오늘날의 우리가 볼 때는 환자를 정확하게 검사하는 데 필요불가결한 것들이라고 할 수 있으며, 이것들을 토대로 하여 더욱 상세한 물리적·화학적·생물학적인 각종 검진과 정밀검사의 피라미드가 세워지게 되었다. 이를 통해 외과의는 많은 것을 얻을 수 있었다. 물론 그것들을 모두 다시 살펴볼 수는 없을 것이다. 하지만 개중에 몇몇 발견들은 큰 의미를 갖는 것들이다.

  X선의 발견은 외과학에 이루 헤아릴 수 없이 큰 기여를 하게 된다. X선은 1895년에 독일의 물리학자인 빌헬름 K. 뢴트겐(당시 그는 부르츠부르크에서 일하고 있었다)에 의해 발견되어 그의 이름이 붙었다. X선이 처음으로 찍은 것은 나침판, 동전이 든 지갑, 그리고 뢴트겐 자신의 손이었다. 이 발견은 즉시 큰 반향을 불러일으

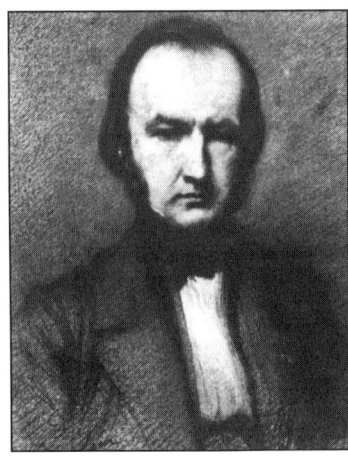

클로드 베르나르(1813~1878).
19세기 프랑스의 생리학자. 실험의학과 일반생리학의 창시자. 실험생물학의 방법론에 관한 책인 『실험의학서설』(1865)을 써서 실험의학의 방법론과 철학적, 윤리적 원칙을 확립하였다.

컸다. 실험은 도처에서 반복되었고, 사교계에서는 앞을 다투어 X선 촬영을 화제에 올렸다. 독일 황제까지도 뢴트겐에게 실험을 자기 눈앞에서 시연해줄 것을 부탁했다. 의학은 즉시 이를 자신의것으로 삼았다. 검사법으로서의 가치만이 아니라 치료법으로서의 가치까지 꿰뚫어본 것이다. X선과를 설치하는 병원도 곳곳에 등장했다.

오늘날 X선이 얼마나 큰 역할을 하고 있는지는 널리 알려져 있다. 뼈를 볼 뿐만 아니라 조영제(照影劑)를 사용하여 속이 빈 기관들(소화관, 기관지, 심장, 혈관 등)도 볼 수 있게 한다. 이미 우리 세대의 외과의들은 X선 없이는 더 이상 아무 것도 할 수 없다고까지 말할 수 있을 것이다.

한편, 퀴리 부부는 1898년에 라듐을 발견했다. 방사성 원소의 임상적 가치는 즉시 세상에 알려졌다. 1910년에 이미 위캄과 드그레

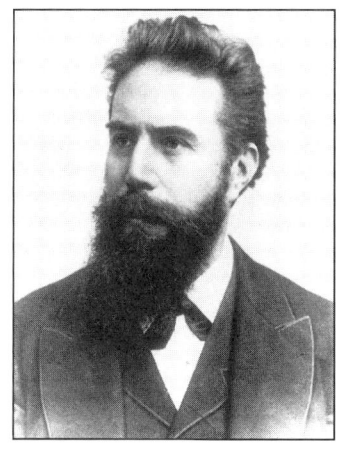

빌헬름 K. 뢴트겐(1845~1923).
독일의 물리학자. X선을 발견한 공로로 1901년에 최초의 노벨물리학상을 수상했다.

는 라듐을 이용한 치료에 관한 소책자를 출간했다. 물론 라듐이라든가 다른 방사성 원소의 실용화는 이보다 훨씬 뒤에 이루어지게 된다. 지금은 물론 널리 활용되고 있다.

역사적 발견들에 대한 서술은 이 정도에 그치도록 하자. 이러한 여러 발견들과 더불어 외과의도 전문화되어 가게 된다. 안과, 이비인후과, 비뇨기과 등은 완전한 독립이라고는 할 수 없어도 자립에 성공한 최초의 분야들이다.

외과 행위 자체도 큰 변화를 겪게 된다.

불과 몇 년 사이에 수술 광경은 완전히 변했다. 소독법 발견 이전, 1845년경의 모습을 생각해보자. 당시는 오직 수술자의 솜씨에 모든 것이 달려 있었다. 그는 가방 뚜껑이나 작은 테이블 위에 몇 안 되는 자신의 수술 도구들을 늘어놓는다. 해면과 가제와 붕대도 갖고 있었다. 사고를 막기 위해서는 능숙한 솜씨로 재빨리 행하는 것이 중요하다.

수술을 어디에서 하느냐는 그리 문제가 되지 않았다. 이름난 의사들은 주로 병원에서 했지만, 환자의 집에서 수술을 하는 경우도 많았다. 그럴 경우에는 평범한 테이블이 하나 준비되었다. 환자를 앉혀 결박하는 팔걸이의자 하나로 족한 경우도 많았다. 얼룩이 지지 않도록 바닥에는 시트가 깔렸고, 병원의 간호사 대신 가족이나 이웃의 힘센 사람에게 도움을 청해 환자를 붙들었다. 수술이 가정에서 이루어질 때는 환자를 격려하기도 하고 손을 붙잡아주고 싶다며 가족이 입회를 요청하는 경우가 자주 있었다. 마음이 약한 이들은 반쯤 열린 문 뒤에 숨었고, 익숙한 이들만이 방에 들어갔다. 결국 이를 뺄 때와 큰 차이가 없는 광경이었다.

한데 1980년 무렵이 되면 이런 광경은 생각조차 할 수 없는 것이 된다. '노블레스 오블리주(지위가 높으면 덕이 높아야 한다)' 라는 말이 있듯이, 새로운 외과학에서 고귀한 것이란 바로 마취법과 소독법이었다. 우선은 불결함과 싸우는 것이 급선무였다. 오늘날의 우리로서는 리스터 등장 이전의 외과의 일이 어떤 상태에 있었는지를 상상하기가 쉽지 않다. 수술 상처는 언제나 곪았다. 실내에는 방 한가운데에 놓인 큰 냄비에서 나는 찜질용 약초 냄새와 고름 냄새가 진동했다. 외과의는 평상복을 입은 상태 그대로 사체해부를 하고 수술 사이사이에 상처 치료도 병행했다. 한편 학생이나 조수들은 지금이라면 문제가 될 정도의 불결한 상태로 병원에서 생활하고 있었다. 윗옷은 먼지투성이였고 냄새가 났으며, 장난기가 동하여 해부실에서 슬쩍 해온 장기 일부를 주머니에 쑤셔 넣고 있는 경우도 있었다.

낡은 관습과의 싸움은 힘들 뿐만 아니라 시간이 오래 걸리는 일이었다. 청결은 모든 이를 상대로 예외 없이 행해져야 하는 것이었다. 지휘부의 힘만으로는 충분하지 않았다. 간호학교를 만들 필요가 있었다.

플로렌스 나이팅게일(1820~1910)의 공적은 간호사 훈련과정을 창설하여 그것을 발전시켜나간 데 있다. 크림 전쟁(1853~1856) 때 그녀는 유능한 간호사가 얼마나 큰 역할을 할 수 있는지를 보여주었다. 그 후 런던에 돌아온 그녀는 1860년에 성 토머스 병원에 간호사 양성 학교를 세웠다.

나이팅게일의 영향으로 전쟁 중인 나라에서의 부상자와 의사의 중립을 주장하는 '제네바 협정'이 생긴 사실은 널리 알려져 있지만, 모든 간호학교가 나이팅게일이 만든 학교를 모델삼아 만들어졌다는 사실을 알고 있는 사람은 많지 않다. 오늘날의 외과에서 간호사 양성이 얼마나 중요한 일인지를 생각하면 지금의 환자들에게 나이팅게일의 은혜가 지대하다는 점을 충분히 알 수 있을 것이다.

이렇게 하여 외과의는 청결을 명심하고 있는 유능한 사람의 보조를 받게 된다. 남은 문제는 수술이 이루어지는 방 자체를 청결하게 유지하는 것이었다.

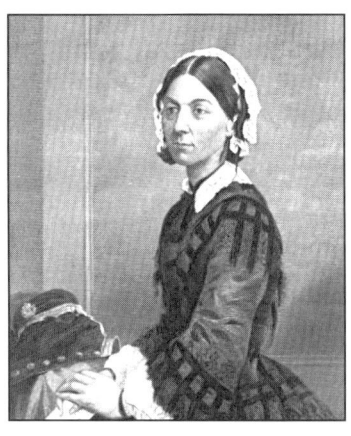

플로렌스 나이팅게일(1820~1910).

그래서 수술실은 이후부터 다른 방들로부터 따로 떨어지게 되고 모든 기자재를 살균하기 위한 살균실을 갖추게 되었다.

흰 가운과 모자의 착용은 수술실에 들어가는 모든 이들의 의무사항이 되었다. 물론 이런 개혁은 하루아침에 이루어지지 않았다. 세월의 흐름과 더불어 갖가지 발견과 개량이 덧붙여진 것이다.

외과용 기구들의 경우도 마찬가지였다. 개복수술이 가능해진 시점에는 외과의의 가방이 꽤 두툼하게 변해 있었다. 가방 속에는 각종 가위나 메스, 페앙의 지혈 도구 등이 들어 있었다. 우선 여러 가지 지혈 집게가 만들어졌다. 그 대부분은 코헤어의 기술 혁신 덕택에 첨단에 이르렀다. 개량된 집게는 조직이나 혈관을 훨씬 더 단단하게 고정시킬 수 있었다. 장의 조직을 파괴하지 않고 장강을 막을 수 있는 집게, 수술 부위를 덮고 있는 장기들을 옆으로 밀어놓을 때 쓰는 갈고리, 외과의가 항상 손에 들고 있는 소위 '해부용' 탄성 집게들도 만들어졌다. 소작기(燒灼器)들도 처음으로 등장했다.

외과의의 가방은 날이 갈수록 불룩해져 갔다. 외과의치고 신형 기구를 고안하지 않은 사람은 없다 해도 과언이 아니었다. 전문분야에 따라 필요로 하는 것도 달랐고, 외과의에 따라 선호하는 타입도 달랐다. 외과 기구 제작소의 서랍과 카탈로그에는 디자인도 사용방법도 다양한 이런 기구들로 가득했다. 봉합사(縫合絲)는 잘 소독되었고, 조직에 흡수되어 버리는 장선*도 점차 사용되었다.

---

* 腸線. 양의 장으로 만든 수술용 봉합사.

이런 기구들 말고도 붕대 등의 의료품 개선이 이루어졌다. 습포, 솜, 탄성 붕대 등의 물품들 외에도 1851년에는 골절을 고정시킬 수 있는 석고가 벨기에인 마티장에 의해 사용되기 시작했다.

한편 마취법도 두 가지 새로운 방법이 나타나 더욱 완성된 면모를 보이게 된다.

'국소마취'는 1884년에 출현했다. 냉각시켜 국소를 마취시키는 방법은 예전부터 알려져 있었다. 이는 특히 라레가 러시아 원정 때 눈 속에서 손발 절단수술을 할 때 쓴 방법이었다. 그러나 그것은 별로 실용적이지 않았고, 효과도 절대적이지 않았다.

독일의 안과의사 콜러가 처음으로 코카인의 점적주입 방법으로 각막 마취에 성공했다. 할스테드와 레클러스는 코카인을 직접 해당 부위에 주사하여 마취시키는 방식으로 이를 일반화시켰다. 그 후에는 주입 방식의 변화 없이 마취약만 개량되었다. 그러다 1891년, 역시 독일 의사인 퀸케가 일련의 연구 결과를 통해 코카인 유도체를 척추에 주사하여 척추와 연결된 모든 신경을 마취시키는 방법을 생각해냈다. 이렇게 하여 주사 부위보다 아래쪽에 있는 모든 신경을 마취시킬 수 있게 되었다. 이 두 가지 방법은 큰 반향을 불러일으켰다. 당시만 해도 가스에 의한 전신마취는 대단한 모험이었고 위험이 컸던 것이다.

마지막으로, 가장 효율적이었던 혁신으로 수술대의 개량을 꼽을 수 있다. 잠들게 한 환자를 수술하기 쉬운 체위로 두는 것이 긴급 과제라는 점은 이내 분명해졌다. 더욱이 수술실 창이 아무리 넓어도 충분한 조명을 얻을 수 없는 경우도 많았다.

트렌델렌부르크의 진술에 따르면, 골반 내의 장기를 잘 관찰하기 위해서는 골반을 들어올려 장을 횡경막 쪽으로 쏠리게 할 필요가 있었다. 그래서 그는 상하로 자유롭게 움직이는 수술대를 고안했고, 이 덕택에 부인과 수술을 훨씬 더 편하게 할 수 있게 되었다. 이 상하 이동식 수술대는 리모컨 조작으로 원거리에서 원하는 상태로 움직이게 하는 현대식 수술대의 조상이라 할 수 있다.

20세기 초의 외과의는 이제 자신의 중요한 임무에 걸맞은 높은 수준의 기자재를 손에 넣게 되었다.

경험과 이론 모두가 외과의의 일을 전문적인 업무로 만들어갔다. 그런데 이상하게도 환자의 집에서 수술을 하는 일도 꽤 오랫동안 지속되고 있었다. 그것은 대부분 외과적 응급상황 때문이었다. 수송수단이 갖추어져 있다고 할 수 없는 상태였고, 전화도 구급차도 없었다. 병원은 일반 대중에게는 무서운 곳이었기 때문에 환자와 주변 사람들이 침묵을 지킨 탓도 컸다. 병원의 그런 평판은 일부 나라들에서는 오늘날까지도 완전히 사라지지 않고 있다. 물론 가정에서의 수술 여건은 매우 열악했다.

긴급 통보를 받는 즉시 외과의는 길을 나선다. 우선 조수를 찾으러 가야 하고, 그런 다음 병원이나 약국으로 가서 기구들을 구해야 한다. 파리에서는 르클레르 가게(세브르 거리에 있었다)에서, 밤이건 낮이건 살균된 외과용 기구들이 든 상자를 구할 수 있었다. 간호사나 약국의 조수가 외과 기구들을 들고 차에 탄다.

환자의 집에 도착하여, 긴급 수술을 해야 한다는 점이 판명되면 먼저 방을 하나 선택해야 한다. 되도록이면 아무 것도 없는 방이어야 한다. 간호사는 거기에 흰 천을 펴고, 테이블을 준비하고, 조명을 밝게 하고, 안주인에게 뜨거운 물과 비누를 준비하라고 지시한다. 그렇게 선택되는 방은 대부분의 경우 화장실이었다. 거기에 부엌의 탁자를 들여놓는다. 그러므로 외과의는 움직이기도 어렵고 조명도 결코 밝지 않은 곳에서 수술을 할 수밖에 없었던 것이다. 또한 그는 수술 후 여러 날 동안 환자의 집으로 다시 가서 치료를 해야만 했다. 번거로울 뿐만 아니라, 시간낭비도 이만저만이 아니었다. 그 뒤에, 경시청이 돗자리를 준비하게 된 적도 있었지만, 그것은 환자의 집 앞에 펼쳐놓는 것으로, 소음을 줄이는 것이 목적이었다. 참으로 쓸데없는 우려를 하고 있었던 것이다.

그러다가 제1차 세계 대전(1914~1918) 때, 전선에 동원된 외과의들은 잘 정비된 틀의 절대적 필요성을 깨닫게 된다.

이 4년 동안 정비된 체계가 조직되어 시험 가동되고 평가를 받는다. 전쟁이 끝난 뒤에도 전시 때의 이 습관은 그대로 남았고, 외과의들은 너나없이 개인 진료실이나 병원에 특별 부서를 마련하려 들게 된다. 특별히 마련된 장소에 간호 인력과 필요한 기자재를 함께 모아두게 되는 것이다.

외과의가 각별히 주의를 기울인 것은 부속 기구들(수술 장비)이 구비된 수술실, 즉 넓은 창들이 나 있고 바닥에 타일이 깔린 밝은 방이었다. 그리고 전기가 들어오는 즉시 이 방은 강력한 투광기를 갖추게 된다.

이렇게 하여 외과의들의 대담성과 엄청난 업무에 걸맞은 도구가 갖추어지게 된다. 르네 르리슈는 이렇게 말하고 있다.

"당시는 참으로 이례적인 한 시기였다. 날마다 새로운 수술방법과 신기술이 탄생했다. 외과의들이 손을 대보고자 하지 않은 기관(器官)은 없었다."

1890년에서 1914년까지의 짧은 기간 동안 모든 나라의 스타 외과의들은 수술 기술들을 축적해나갔다. 두려움을 모르는 이 외과학의 거장들은 병원에서 조수들과 학생들 위에 절대적 스승으로 군림하는 전제군주에 다름 아니었다. 그들의 권위는 종종 일반 대중에게까지 미쳤으며, 대중은 그들을 예찬하면서도 또한 그들에게 도움을 청하게 될 상황을 두려워했다. 물론 이러한 권위에는 막중한 책임이 따랐다. 오직 그들 혼자만 책임을 져야 했기 때문이다. 자신들의 결정이나 자신들의 행위에 있어 오직 혼자서 모든 책임을 져야 했으며, 경험과 조언으로 그들을 도와줄 수 있는 스승은 아무도 없었다. 그렇게 배타적 책임을 지는 만큼 그들의 권위는 절대적이었다.

그러므로 그들의 시술을 참관하는 학생들이나 관중들 무리로서는 그들을 예찬하지 않을 수 없었다. 때로 자신들의 스승이 유난히 까다로운 어떤 절제 수술의 마지막 난관을 극복하는 것을 보게 되는 순간에는 박수가 터지기도 했다.

외과의는 전지전능한 존재처럼 보였다. 당시 그들이 시도하지 않았거나 제안하지 않은 수술은 거의 없었다. 그들의 뒤를 이은 오늘날의 외과의들이 처음에는 새로운 기술을 발견한 줄 알았다가 1차 대전 이전에 이미 그에 관한 서술이 있는 것을 알고 깜짝 놀라곤 했다.

몇 가지 예를 들어보라고? 1904년에 앙제 출신의 몽프로피는 파괴된 담즙(膽汁)관을 재구성하기 위한 수술에 관해 서술하고 있는데, 이는 오늘날에도 가장 어려운 수술들 가운데 하나로 꼽히고 있으며 처음으로 이 수술에 성공한 것도 1940년에 이르러서의 일이다. 같은 시기, 파리 출신의 튀피에는 흉곽부에서 대동맥으로부터 동맥류(動脈瘤)를 적출하는 수술을 제의하고 있고, 단치히의 블록은 비록 성공하지는 못했지만 1883년에 폐엽 절제 수술을 시도하기도 했다.

당시에 그런 대담한 수술들이 성공을 거둔다는 것은 현실적으로 불가능한 일이었다. 외과학은 아직 완숙한 단계에 이르지 않은 상태였다. 더욱이 많은 시술자들은 이 점을 잘 이해하여 한 걸음씩 신중하게 앞으로 나아갔으나, 모험심이 강한 이들은 그렇지 않았다. 몇 차례의 거창한 성공에 현혹된 그들은 실패의 빈도라든가 형편없는 수술 결과를 객관적 거리를 두고 평가하지 않았다.

수술 기술이 다른 무엇보다도 중시되었다. 미래의 외과의는 기술 습득을 위해 양성되었다. 그들은 해부학에 대해 철두철미하게 알아야만 했으며 장차 행하게 될 수술에 대비하여 몇 년간 사체를 대상으로 수술 솜씨를 연마해야 했다. 이로 인해 불행한 사고가 자주 발생했다.

갑상선을 통째로 제거하거나 두 개의 난소를 모두 제거한 무모한 외과의는 이로 인해 수술받은 사람이 점액수종증 환자가 되거나, 안면홍조(몸의 열기가 갑작스럽게 얼굴로 치밀어 오르는 현상)에 의해 추녀가 된다는 사실은 아직 모르고 있었다. 생리학은 이러한 희생을 치르면서 엄한 교훈을 얻게 되는 것이다. 외과의는 수술이 환자에게 초래하는 병리학적 반응에 관해서는 전혀 몰랐다. 외과의의 역할은 그저 수술을 하는 것이었다. 봉합이 끝나면 몸을 일으키며 만족한 표정으로 "수술은 성공이다. 환자는 치유되었다."라고 말하는 것이었다. 그러나 오늘날에는 물론 그런 기술적인 성공만으로는 만족할 수가 없다.

다른 한편, 외과의들은 당시의 기술로는 넘을 수 없는 수술 행위의 한계들을 금방 알아차렸다. 경험을 통해, 마취를 이용한 수술은 한 시간 반을 넘길 수 없다는 사실을 알았다. 불필요한 출혈은 최대한 억제해야 했다. 그러므로 그들로서는 가능한 한 최대한 신속하게 수술을 행하지 않을 수 없었다. 그래서 시술 행위가 거칠어지기도 하고 지혈을 아무렇게나 하는 경우도 있었다. 그 결과 생체에 대한 공격이 지나쳐 마취가 일시적으로 효력을 상실하는 경우도 있었다.

그러므로 외과의들은 좀 더 많이 배워야 했으며, 때로 그것은 어두운 실패들을 대가로 하는 것이었다. 또한 그들은 솜씨가 아무리 뛰어나다 할지라도 외과학이라는 것이 메스를 다루는 것으로 끝나는 게 아니라는 사실도 배워야 했다. 하지만 그렇다고 해서 이들 외과학의 창시자들을 비난하지는 않도록 하자. 르리슈가 말했듯이, "무지의 시대가 지나고 나면 그것을 비판하기는 쉽다."는 사실을 인정하도록 하자.

이 시대의 외과의들은 명백히 창시자들이라는 이름에 걸맞은 사람들이었다. 그들에게는 기술의 문들이 활짝 열려 있었고, 그리하여 수많은 기관들에 도달하는 일도 그것들을 절제하는 일도 가능하게 되었다. 조급한 이들은 지나치게 저돌적으로 돌진했지만 대부분의 외과의들은 한 걸음 한 걸음씩 앞으로 나아갔다. 오늘날에 쓰이고 있는 수술 기술들의 대부분은 이 시대에 시작되었다. 비록 널리 보급되지는 않았을지라도, 최소한 이 시대에 서술된 기술들인 것이다.

외과의들이 아직 모르고 있었던 점은 그들의 역할이 수술 행위를 완수하는 것으로 끝나는 게 아니라는 사실이었다. 수술은 분명 구조 행위지만, 이는 생체에 대한 공격을 대가로 이루어지는 것이었다. 더욱이 그 공격은 이미 병에 의해 불균형 상태가 초래된 생체가 받는 공격이기에 더욱 심한 것이었다. 이제 곧 외과 정복의 새 장이 열리게 된다.

2. 오늘날의 외과학

제1차 세계대전은 한 세기 전의 나폴레옹 전쟁 때와 마찬가지로 의료계를 동원하여 봉사하도록 강요했다.

동원된 많은 외과의들은 불현듯 비극적인 새로운 문제들에 부딪치게 되었다. 기술적인 문제는 물론이지만, 그보다는 참호들에서 파도처럼 연쇄적으로 밀려오는 부상자들의 물결을 생각하기에도 바빴던 것이다. 그들은 이미 나폴레옹 전쟁 때나 1870년 전쟁 때의 부상자들이 아니었다. 부상자들의 수가 훨씬 많았고 끊임없이 늘어났으며, 상처 또한 훨씬 중하고 광범위했다. 하지만 외과의들이 동원하는 수단들 역시 새롭고 무한히 더 효율적이었다.

프랑스와 독일의 외과의들은 과거의 전쟁에서 맛본 끔찍한 실패를 잊지 않고 있었다. 그들은 수술을 최소화하려고 노력했다. 부상자에게는 우선 화농 방지제를 처치하고, 되도록 빨리 후송하는 것이 치료의 제1원칙이었다. 그래서 먼저 부상자를 들것으로 나르는 후송병, 전진(前陣)초, 부상병사 운반용 말이 준비되었고 호송 자동차와 후방병원 등이 조직되어갔다. 점차 최적의 방향으로 조직이 구성되어갔다. 그리고 수술을 그저 피하려고만 해서는 부상자를 매우 위험한 전염병에 노출시켜 때로는 죽음에 이르게 한다는 사실도 깨닫기 시작했다. 감염에 관한 지식을 이미 갖고 있는데도 이 부상자들을 구할 수 없는 것일까?

수술은 필요한 일이었지만 수술을 하기 위해서는 먼저 상처를 청결하게 하고 환부를 깨끗이 잘라내고 고름을 빼내야 했다. 상처는 패혈증을 일으키기 쉬운 흙과 진창 등으로 잔뜩 더럽혀져 있었던 것이다.

다른 문제도 있었다. 부상자는 대개 심한 쇼크 상태로 실려 왔다. 때로는 출혈과다로 인해 안색이 창백하게 변해버린 환자들도 있었다. 우선 그런 쇼크 상태에서 정신을 차리는 것이 급선무였다. 이 경우의 제1의 무기는 소생술이었다.

이런 열악한 상태를 타개하기 위해 외과의들은 날이 갈수록 점점 더 엄밀한 조직화를 꾀해야 했다. 치료에 필요한 것들을 모두 한 곳에 집결시키는 일의 중요성이 전쟁을 통해 명확하게 드러났다. 모든 것을 수술실 주위에 모을 것, 간호사를 늘릴 것, 자료도 한 곳에 모을 것 등등. 이 교훈은 전쟁이 끝난 뒤에도 살아남았고, 그리하여 병원의 재편성이 이루어지게 된다.

넓은 전선을 끼고 양쪽 진영이 똑같은 생각을 하고 동일한 개혁을 단행했다. 하지만 프랑스 외과의들 쪽이 보다 대규모로 개혁을 단행했고 승리의 여신은 프랑스에게 미소를 지었다. 프랑스 외과의들은 전쟁이 끝난 뒤 글자 그대로 영광에 휩싸이게 된다. 그들의 위세는 절대적이고 독립적이었다. 패전으로 인해 독일 외과의들의 모습이 완전히 지워져버렸기 때문이다.

파리의 외과의 P. 뒤발은 이러한 위세의 상징적인 존재였다. 그는 "승리를 이끈 장군들의 모델"로서 미국에 개선 방문을 했으나, 당시는 "프랑스 것은 무조건 예찬하고 독일 것은 모조리 비난하는 풍조였다."고 미국의 외과의 처칠은 말하고 있다.

물론, 그러한 예찬에는 나쁜 면도 있었다. 프랑스의 외과의들은 우월감에 차서 과거로만 눈을 돌리고 있었기 때문에 다른 나라들에 추월당하는 결과가 되었던 것이다. 프랑스인들은 허세에 젖어 세월의 흐름을 멈추고 싶은 마음까지 품고 있었다. 1921년에 파리의 외과의 J. L. 포르가 외친 간략한 공식선언이 이를 잘 나타내고 있다.

"인체에 대하여 해부학적으로 할 수 있는 모든 것은 이미 해냈다…. 이제 더 이상 시도할 만한 것은 아무 것도 없다…. 오늘날, 우리가 이렇듯 외과학의 절정에 서게 된 것은 큰 기쁨이다."

이런 정신 상태에 이르게 될 소지는 이미 전쟁 전의 프랑스에도 있었다. 1913년, 미국 여행에서 돌아온 튀피에는 다음과 같이 쓴 바 있다.

"프랑스에는 현대의 실험 외과학을 행할 수 있는 연구소가 단 한 군데도 없었다…. 그래서 나는 심장의 구멍들과 관계된 외과 기술을 확립하기 위한 일련의 실험을 위해 아무런 망설임 없이 바다를 건넜다."

리옹의 외과의 카렐 역시 이미 몇 년 전에 이 같은 사실을 확인한 바 있다. 미국에 건너가서야 그는 비로소 혈관의 봉합과 조직의 이식에 관한 중요한 실험을 성공시킬 수 있었다.

프랑스 외과학이 제자리 걸음을 하고 있던 시기, 독일에서도 외과학은 무정부 상태와 그에 뒤이은 독재 정치 속에서 질식 상태에 빠져 있었다. 외과학이 나아가야 할 길을 제시한 이들은 앵글로색슨족인 영국인과 미국인들이었다.

물론 이러한 도식이 절대적이 아니라는 사실은 두말할 필요도 없을 것이다. 프랑스나 독일에서도 두 번의 세계 대전을 치르는 동안에 활약한 유능한 외과의들은 세계적으로 평가받는 활동을 하고 있었다. 르센, A. 고세, 핀스테러, 사우어 브루흐 같은 이들의 가치를 잊어서는 안 될 것이다. 그들은 한 개인으로서의 역량보다도 그들 각자가 이루어낸 조직에 진정한 가치가 있었다. 외과의가 메스만 잡아서는 더 이상의 진보를 바랄 수 없다는 것, 외과의에게는 화학자, 생리학자, 생물학자 등 인근 분야 종사자들의 협력과 실험연구소가 필요하다는 점을 깨닫고 나서부터 진보가 가능하게 되었던 것이다.

제2차 세계대전은 상황을 더욱 악화시켰다. 히틀러의 승리에 따른 분열은 총체적이고 돌연한 것이었다. 5년 동안 유럽 대륙은 따로 떨어져 지내거나 나치의 손아귀에 갇혀 지냈다.

하지만 가장 중요한 발견들 가운데 몇몇은 바로 이 시기에 이루어진 것으로, 이번 역시 전쟁이 그러한 발견을 낳은 밑거름이 되었다. 예를 들면 새로운 마취 기술과 페니실린의 발견이 그렇다. 자유를 빼앗기고 있던 국민들이 해방되고 나서 페니실린 사용법을 알게 되었을 때의 놀라움은 어떠했을까? 페니실린은 이미 1940년에 사용되고 있었다.

폐허가 된 나라들이 잃어버린 시간을 곧바로 다시 따라잡기란 불가능했다. 그 5년 동안 외과학은 영국인들과 미국인들, 그리고 스웨덴인들 덕택에 매우 풍요로워져 있었지만, 재편성은 엄청난 비용이 드는 일이어서 간단히 해결될 수 있는 문제가 아니었다. 앞서 간 나라들은 한동안 그러한 지위에 그대로 머물렀다. 앞으로도 여러 해 동안 그 특권적인 나라들, 특히 전쟁으로 인한 피해가 영국보다 훨씬 적었던 미국은 여러 가지 발견들과 수정을 해나갈 수 있었다.

그러나 일단 평화가 되돌아오자 나라 간의 이러한 큰 편차는 좋은 뜻에서의 경쟁을 유발했다. 오늘날, 외과의학의 세계에서 모든 나라가 손을 잡게 된 것은 이러한 선의의 경쟁 덕분이다. 어느 정도 충분히 진보된 나라치고 이 세계에 동참하지 않고자 하는 나라는 없었다. 물론 큰 나라들, 조직이 가장 잘 갖추어진 나라들이 큰 발언권을 지닌 건 당연했지만, 외과의학은 장비만으로 좌우되는 것은 아니었다. 작은 나라가 아이디어를 내고 발전시켜가는 경우도 있는 것이다. 예를 들면 포르투갈이나 네덜란드는 여러 가지 가치 있는 발견들을 자랑하고 있다.

앞에서 우리는 외과학이 금세기 초의 여러 중요한 발견에 멈추는 일 없이 진보를 지속했다고 서술한 바 있는데, 그 진보가 어떤 방향으로 이루어졌는지를 분명히 밝혀두자. '정복자'가 현명해졌다. 이제 더 이상 그들은 수술을 외과의에게 중요한 유일한 일로 여기지 않았다. 물론 수술은 치료 도구로서 대단히 중요한 것이지만, 그렇다고 수술만 중시할 게 아니라 병을 보다 복합적으로 파악해야 한다는 사고방식에 이르렀던 것이다.

좀 더 설명해보자. 이제는 더 이상 수술을 단순히 종기를 절제하거나 종기의 배농을 목적으로 한 해부작업으로만 생각할 수 없게 되었다. 진단 후 환자를 곧바로 수술실로 보내는 일은 이제 불가능해졌다. 진단을 받은 환자에 대한 종합적 판단을 내리지 않으면 안 된다. 수술 전의 몸의 상태(수술 전의 평가), 수술 중에 해야 할 주의, 수술이 환자에게 초래할 결과, 이 모든 것을 종합적으로 고려해야 하는 것이다.

이 세 단계를 간략하게 살펴보기로 하자.

1. **수술 전** – 명확한 진단을 위한 것으로, 이제 의사는 자신의 경험과 검진 데이터들만이 아니라 그보다 훨씬 더 많은 것을 소유하고 있다. '파라클리닉'이라 불리는 여러 가지 검사 수단들을 갖추고 있는 것이다. 이 검사들은 최신 기술을 구현한 것으로서, 방사

선 단순 촬영이나 조영약품을 사용한 뢴트겐 촬영을 할 수 있고(비뇨기를 위한 요로조영, 심장이나 혈관을 위한 심·혈관 조영 등), 단층촬영(스캐너)을 통해 인체의 해부학적 단면의 상태를 파악할 수 있다. 에코그라피(초음파 촬영)는 모든 기관들의 매우 정확한 이미지를 제공해주며, 이를 테면 2차원 심(心)에코를 통해 동작을 연구하는 데 응용할 수도 있다.

1954년 이후부터는 내장에 방사성 물질을 집어넣고 그 상을 관찰하는 신티그라피 덕분에 내장의 기능도 알 수 있게 되었다. 뿐만 아니라 파이브로스코프를 통해 소화기 영역 대부분을 직접 검사하고, 내부를 관찰하기도 하고, 조직의 일부를 임의로 채취하는 일도 가능하게 되었다.

물론 외과의 혼자 이 모든 검사들을 하지는 않는다. 전문가의 도움을 빌리지 않으면 안 된다. 그러나 일단 정확한 진단이 내려지면 수술을 하느냐 마느냐를 결정하는 것은 외과의다.

이때 외과의는 진단의 상세한 내용뿐만 아니라 환자의 정신 상태를 고려하지 않으면 안 된다. 물론 수술이 가능한지, 적절하게 수술할 수 있는지도 고려해야 한다. 이를 위해 뢴트겐 전문의라든가 검사실의 도움이 필요하게 되는 경우도 있다.

유용하다고 판단되는 모든 자료들이 집결되지만 그 모두를 비교 검토하고 가장 적절한 방법을 결정하는 것은 외과의의 일이다. 환자의 사회적 상황이나 심리상태까지 모든 것을 고려의 대상으로 하지 않으면 안 된다.

물론 이러한 평가는 대부분의 경우 매우 단순화되어 있고 결정도 쉬운 경우가 많다. 하지만 그렇다고 아무렇게나 끝낼 수는 없다. 만약 어느 한 요소를 소홀히 했다가 수술 결과가 나쁜 상황에 이르기라도 하면 외과의는 어떤 검사들을 판단에 사용했는지, 그리고 그것을 정확하게 수행했는지에 대한 질문을 받게 된다.

2. **수술** – 외과의가 수술에 사용할 수 있는 수단이 많아짐에 따라 수술이라는 말의 의미도 매우 폭넓은 것이 되었다. 환자가 수술실에서 보내는 시간은 특별한 한 점에 불과하며, 이 점을 중심으로 간단한 '치료'에서부터 극적인 '소생술'에 이르기까지 둥근 원이 형성되어 있는 것이다.

소생술이라는 말은 여러 가지 의미로 확장될 수 있다. 먼저, 수술 전에 환자의 상태가 악화되어 수술을 받기가 불가능하게 되었을 경우 환자를 회복시킨다는 의미가 있다. 다음으로, 마취를 보완하는 수술 중의 소생술은 중요한 수술일수록 그만큼 더 큰 의미를 갖는다고 할 수 있다. 마지막으로, 수술 후의 소생술이 또 있다.

3. **수술 후의 소생술** – 수술 후 여러 날 동안 환자를 관찰하면서 환자의 균형 상태를 회복시키는 것이 목적이다. 이 경우, 1933년 르리슈가 '수술후유증'이라고 이름 붙인 증상을 발견하고 판단하기 위해 검사실이나 방사선과의 도움을 빌리는 경우도 많다. 이 증상에는 수술에 대한 생체의 거부반응, 특히 이를 악화시키는 합병증 등 여러 가지 불균형 상태가 포함된다.

이 부분에 상세하게 들어가기는 불가능하다. 이 소생술의 역할은 복합적이고 중요하기 때문에 오늘날에도 특히 외과의들을 중심으로 연구가 활발하게 진행되고 있다. 아주 위중한 경우들에는 의학의 모든 분야가 총동원될 수도 있는 것이다.

마취의 진보와 소생술의 체계화, 이 두 가지는 지난 40여 년 동안 외과학의 진보에 가장 크게 기여한 요소들이라 할 수 있다.

1. 마취 – 제1차 세계대전(1914~1918) 때까지 행해지던 간단한 방식의 마취로는 불안이나 위험을 씻어버릴 수 없었다는 점을 유념하자. 당시까지만 해도 마취는 1시간 반을 넘길 수 없었다. 그러다 1925년부터 마취법은 두드러진 진보를 이루게 된다. 수술이 생체에 가하는 공격에 마취의 영향이 있다는 점도 경험을 통해 알려졌다.

지난 80여 년 동안은 웰스와 모턴이 서술한 방식이 거의 수정되지 않은 채 그대로 시행되었다. 마취의 유효 시간이 짧았고, '마취에 의한'이라는 딱지를 붙일 수 있는 사고도 적지 않았다. 그런 모든 위험들을 피하기 위해 외과의들은 단지 국부마취나 척추마취만을 사용하도록 하기에 이르렀던 것이다.

그 후 한 걸음씩 진보가 이루어졌고, 오늘날의 평온한 오랜 수면 상태는 금세기 초의 그 불확실하고 짧은 마취와는 비교조차 할 수 없는 것이 되었다.

에테르나 클로로포름 흡입에 의한 마취가 다음과 같은 요소들로 보완되었다.

- 수술 전 투약(모르핀, 루미날). 이 약물 덕택에 환자는 평온한 가수면 상태로 수술실에 들어간다.
- 완전히 폐쇄된 회로(폐쇄순환식)에 의해 마취를 조절할 수 있게 된 점. 이로 인해 가스의 유실을 방지하고 정확한 가스 공급을 조절할 수 있게 되었으며, 특히 폐에 양(+)의 압력을 가할 수 있게 되었다. 영국인 마길이 1928년에 이 방법을 개발했다.
- 다양한 종류의 마취제 사용. 특히 정맥 주사를 통해 주입하는 약품들(이러한 약품으로는 펜토탈이 가장 널리 알려져 있다).
- 그 자체로는 마취 작용이 없는 약물들의 부가적 사용. 이런 약물로는 화살독(쿠라레)이 유명한데, 이것은 남미의 인디언이 화살 끝에 묻혀 사용하는 맹독으로, 메킨타이어(뉴욕)가 정제하여 유독 성분을 분리해냈으며 1942년에 그리피스(몬트리올)에 의해 사용되었다.
- 끝으로, 환자의 수면에 대한 엄밀한 감시를 들 수 있다. 마취 담당의사는 언제나 환자의 몸의 중요한 기능들을 통제한다. 환자의 수면을 감시할 뿐만 아니라, 심장의 박동, 혈압, 호흡수 등에도 끊임없이 주의를 기울여야 한다. 사용하는 약물들의 유효성과, 수면 중인 환자에 대한 이러한 감시 체제 덕택에 오늘날에는 15시간 이상씩 걸리는 수술까지도 가능하게 되었다.

2. 소생술 - 외과의가 그런 수술을 감행할 수 있었던 배경에는 소생술에 대한 신뢰도 한몫했다고 할 수 있다. 소생술에 대한 정의는 바로 앞에서 내린 바 있다. 소생술은 여러 가지 해결해야 할 문제들을 제기한다는 점에서, 어느 정도는 의학의 전 분야와 관련이 있다고 할 수 있다. 위험한 상태에 있는 환자를 구하기 위해 경우에 따라서는 인공신장이나 인공호흡기를 사용하는 경우도 있는 것이다. 소생술에서 가장 널리 쓰이고 가장 효과가 높은 방법들 가운데 가장 중요한 것들만 꼽자면 항생제, 수혈, 혈액 응고 저지제 등을 들 수 있다.

a) 항생제들 가운데 연대 상으로는 물론 중요도 면에서도 가장 먼저 꼽지 않을 수 없는 것은 바로 페니실린이다. 이것이 어떻게 발견되었는지는 언급할 만한 가치가 있다. 파스퇴르의 등장 이후 우리는 세균의 존재를 알게 되었다. 리스터의 등장 이후에는 세균을 죽이는 가장 유효한 방법으로 소독법을 알게 되었다. 하지만 이 소독법은 사용범위가 매우 한정되어 있었고, 건강한 조직에 대한 위험도 없지 않았다. 더구나 직접 접촉할 수 있는 치료에만 한정되어 있었기 때문에 기관 속을 살균하는 일은 불가능했다.

이런 현실은 제1차 세계대전의 발발과 더불어 명백하게 표출되었다. 전쟁이 발발한 뒤 진흙투성이가 된 상처와 누더기 옷을 걸친 부상자들이 어떻게 모여들었는지에 대해서는 이미 서술한 바 있다. 곧바로 행해진 치료는 상처에 화농방지제를 듬뿍 바르고 붕대를 감거나 석고로 덮는 방법이었다. 하지만 그 결과는 참담한 것이었다. 심한 감염과 가스 괴저가 빈번히 발생했다. 실망도 컸지만 문제를 다시 보는 일이 긴급한 과제로 떠올랐다. 화농을 방지하는 것만으로는 충분하지 않았던 것이다.

이를 가장 먼저 알아챈 사람들 가운데 한 명으로, 당시 불로뉴-쉬르-메르의 야전 병원에 근무하고 있던 플레밍이라는 영국인 젊은 대위가 있었다. 알렉산더 플레밍은 이 세균학의 문제를 잘 알고 있었다. 의사 면허를 딴 1906년 이후부터 그는 런던의 세인트 마리 병원에서 박테리아 연구에 전념하고 있었다. 전쟁이 시작된 1914년에 플레밍은 서른 셋이었다. 순수한 스코틀랜드인의 피를 물려받은 그는 자신의 의지를 쉽게 굽히지 않는 완고한 성격이었다. 그에게 전쟁은 살균제라는 무기만으로는 세균에 대항하기가 불충분하다는 사실을 검증하는 큰 기회가 되었다. 하지만 전쟁 중에는 어떤 연구도 할 수 없었다.

전쟁이 끝나자 또 다시 플레밍은 연구실에 틀어박혀 이 문제에 몰두했다. 세균과의 싸움이었다. 1922년, 마침내 무기를 손에 넣었다고 확신한 플레밍은 이 무기에 라이소자임*이라는 이름을 붙였다. 하지만 라이소자임은 비병원성 세균에 대해서만 유효하다는 사실이 명백히 드러났다. 다른 여러 가지를 대상으로 연구가 계속

---

* 동물의 조직, 침, 눈물, 알의 흰자위 따위에 들어 있는 항균성(抗菌性) 효소의 하나. 세균의 세포벽에 들어 있는 무코 다당류 따위를 가수 분해함으로써 세균의 감염을 막는 역할을 한다. 식염수에는 녹으나 아세톤, 알코올 따위에서는 침전한다. 1922년에 플레밍이 발견했다.

되었다. 답은 대기 중에 있었다.

1925년, 우연한 기회에 플레밍은 모종의 곰팡이가 포도상구균의 배양을 오염시키더니 포도상구균을 완전히 없애버리는 것을 목격했다. 숙련된 그의 눈이 잘못 볼 리 없었다. 그것이 바로 그가 '항생물질'이라 이름붙인 것, 즉 세균을 파괴하는 물질이었던 것이다.

주의깊은 연구자인 플레밍은 그것을 더욱 세밀하게 연구했고, 곧바로 그것이 부패한 히솝(버드나무 과)이나 로크포르 치즈에서 흔히 볼 수 있는 널리 알려진 '페니실룸 노타툼'임을 알았다. 그는 자신이 실제 항생물질을 손에 넣었다는 사실을 더 이상 의심하지 않았다. 하지만 불행히도 초기 실험들은 이렇다 할 성과를 내지 못했다. 더욱이 플레밍은 이 물질의 구성을 명확히 밝혀내지도 못했고, 유효한 원리를 끌어내지도 못했다. 여러 학회에서 페니실룸 노타툼의 효능을 인정받으려고 시도했으나 사람들의 관심을 끌어내지 못했다. 플레밍은 실패했다고 여기고 있었다.

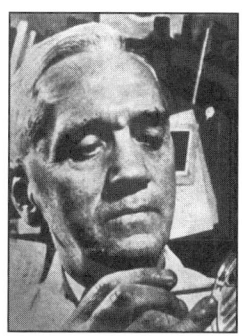
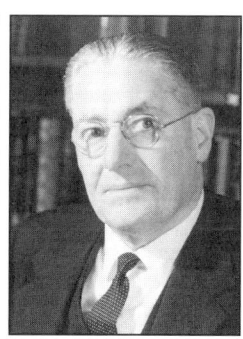
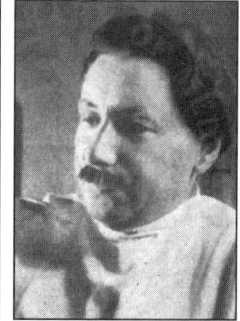

페니실린을 발견하고 추출한 공로로 1945년 노벨생리·의학상을 공동수상한 플레밍(왼쪽)과 플로리(아래 왼쪽), 체인(아래).

그러나, 그는 1940년에 마침내 페니실린 추출이라는 쾌거를 목격하게 된다. 자신이 10년 전에 마무리짓지 못했던 일을 옥스퍼드 연구소의 H. 플로리와 체인이 이루어낸 것이다. 하지만 그들은 플레밍의 그늘에 묻혀버렸고, 대중은 플레밍의 이름만 언급했다. 그러나 식견 있는 노벨상 위원회는 그들의 업적 역시 평가했다. 1945년에 플레밍에게 노벨상이 수여되었을 때, 플로리와 체인에게도 같은 상이 수여되었다.

우리는 이 최초의 발견 이후로 항생물질군(群)이 상당히 많이 증가했으며, 지금도 계속 늘어나고 있다는 사실을 알고 있다. 지금은 어떤 세균에 대해서도 하나 또는 여러 종류의 항생물질이 발견되어 있으며, 이들은 모두 페니실린과 다소간 혈족 관계에 있는 것들이다.

b) '수혈'은 훨씬 오래 전부터 생각되던 문제였다. 17세기에 이미(드니스가 수혈을 시도한 최초의 인물임은 앞에서 살펴본 바 있다) 동물에게서 사람에게로, 그리고 사람에게서 사람에게로 여러 차례 수혈이 시도되었다. 단지 그것이 실패로 끝났기 때문에 단념할 수밖에 없었던 것이다. 수혈을 받은 환자의 몸이 거부반응을 일으켜 때로는 죽음에 이르는 경우도 있었다.

이러한 거부반응의 원인을 발견한 이는 란트슈타이너였다. 1900년경에 혈액형을 발견한 것이다. 환자에게 그의 혈액형과 다른 혈액을 수혈하면 '혈액형 부적합에 의한 사고'가 일어날 수 있다. 그래서 수혈을 할 때는 주는 사람이나 받는 사람, 양쪽의 혈액을 확인하지 않으면 안 되는 것이다.

이를 자세히 알게 된 외과의들은 금세기 초부터 다시 수혈을 시도했다. 1907년경 미국의 외과의 조지 크라일은 오래된 18세기식 방법으로 수혈을 실시했다. 일반 유리관을 사용하여, 주는 사람의 동맥과 받는 사람의 정맥을 연결, 압력차에 의해 직접 수혈이 이루어지게 하는 방법이었다.

그렇게 하는 것은 고도의 테크닉을 요하는 일이었기 때문에 크라일의 방법을 계승한 사람은 거의 없었다. 진정한 의미에서의 진보가 이루어진 것은 제1차 세계대전 이후의 일이다. 특수 주사기의 발명으로 정맥에서 정맥으로 직접 주사가 가능해졌고, 구연산염소다를 첨가하여 혈액의 응고를 방지하고 혈액을 병에 보존할 수 있게 된 것이다.

제2차 세계대전(1939~1945) 동안 미국의 외과의들은 자국 군대의 규모에 어울리는 수혈의 거대한 상업적 조직화를 꾀할 수 있었

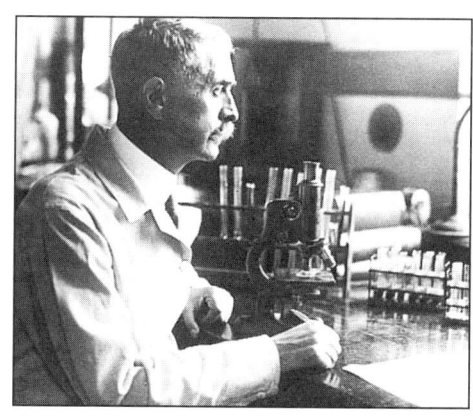

칼 란트슈타이너(1868~1943). 오스트리아의 병리학자. 사람의 혈액군을 연구하여 ABO식 혈액형을 발견, 수혈법을 확립했다. 1930년에 노벨 생리·의학상을 받았다.

다. 전쟁이 끝난 뒤 다른 나라들도 이러한 미국 모델을 뒤따랐다.

이제 사람들은 잃어버린 피를 보충하는 일의 중요성을 잘 알고 있다. 어찌 보면 17세기에 의사들이 사람들에게 사혈(瀉血)로써 흘리게 한 피를 지금의 수혈 기술이 보상하고 있다고 볼 수 있을 것이다.

c) '혈액 응고 방지제'의 발견은 극히 최근에 이루어졌다. 이 발견은 대수롭게 않게 여길 수도 있지만 사실 그 혜택은 한두 가지가 아니다. 그 중에서도 가장 획기적인 성과는 수술 후의 정맥염*을 방지할 수 있게 된 점이라 할 수 있다. 정맥염 환자들은 아픈 다리를 모래주머니로 고정시킨 채 침대에 꼼짝없이 틀어박혀 지내게 된다. 게다가 항상 폐혈전을 걱정해야 한다. 자칫하면 설령 자리에서 몸을 일으키더라도, 일생 동안 부종이 있는 다리를 질질 끌면서 걸어다녀야 하는 것이다.

오늘날에는 이미 이런 광경은 상상조차 할 수 없게 되었지만, 응고 방지제가 사용된 것은 1948년 이후부터이다. 미국의 화학자 하웰과 홀트가 발견했다.

이밖에도 다른 많은 예들을 들 수 있을 것이다. 해가 갈수록 외과의의 가방은 불룩해져 갔다. 이는 외과의가 처한 상황이 점진적으로 변해갔음을 말해준다. 이제 외과의는 더 이상 혼자서만 모든 책

---

* 정맥에 생기는 염증성 질환.

임을 지는 금세기 초의 전능한 전제군주가 아니게 된 것이다. 외과의는 마취전문의라든가 유능한 수술 조수들, 때로는 소생전문의 등 여러 협력자들에 둘러싸여 있다. 필요할 경우에는 즉시 뢴트겐 전문의라든가 생물학자, 병리조직학자 등의 도움을 받는 경우도 흔하다.

수술의 위험은 예전과는 비교도 할 수 없을 만큼 줄어들었다. 수술 과정 대부분이 문서로 정리되고 질서가 잡혀 수술을 하다가 이변이 일어날 가능성도 훨씬 줄어들었다. 외과의는 온도 조절이 되는 조용한 방 속, 자유롭게 이동시킬 수 있는 무영등* 아래에서 믿음직스럽고 유능한 협력자들에게 둘러싸여 일을 할 수 있게 된 것이다.

하지만 외과의는 수술에는 언제나 위험이 따른다는 사실을 잊어서는 안 된다. 자칫 실수하면 죽음을 부를 수도 있기 때문이다. 그래서 그는 외과의의 책임을 확실하게 하고자 하는 오늘날의 우리가 "필요불가결한 조치"라고 명명한 것을 수행하지 않을 수 없다. 자신에게 맡겨진 환자를 회복시키기 위해 외과의는 이 처치들 중 어느 하나라도 소홀히 하거나 무시해서는 안 된다. 그런 처치들은 현재 매우 많으며 또한 날이 갈수록 늘어나고 있다.

수술을 위해 외과의는 때로 매우 진보된 여러 가지 수술 도구들과 바늘이 달린 봉합사들, 봉합의 정교함에 잘 맞추어진 바늘과 실

---

* 수술할 때, 광원을 집중시켜서 목적 부위에 그림자가 나타나지 않게 조명하는 장치.

등을 사용한다. 뿐만 아니라 전기 메스라든가, 냉동 수술(극저온 상태를 이용하는)의 경우 소독한 내시경과 도플러 효과를 이용한 초음파장치 등을 이용하고, 보다 정밀한 수술에는 레이저 광선이나 소독 현미경 같은 특수 장치를 사용하기도 한다.

또한 플라스틱이나 귀금속으로 만들어진 인공보철구를 사용하는 수도 있다. 가장 자주 사용되는 것은 인공관절, 특히 인공대퇴부, 그리고 데이크론(에틸렌의 부산물)으로 만들어진 인공동맥, 심장의 인공판막 등이다.

'외과용 접착제' 의 실용화에도 큰 기대를 걸고 있다. 이를 인체가 위험 없이 받아들이게 되면 많은 경우에 큰 도움이 될 것이다.

그러므로 진보는 끊임없이 계속되고 있다고 할 수 있다. 구체적인 예를 들어 살펴보기로 하자.

대장의 일부를 제거하는 수술은 '대장절제술' 이라 불린다. 이 수술은 이론적으로는 무척 간단하다. 복부를 열고, 해당 부위를 잘라내고, 장의 양쪽 끝을 꿰맨다. 그러고 나서 열었던 복부를 원래대로 하면 되는 것이다.

하지만 이는 배관공이나 제시할 수 있는 의견일 뿐이다. 실제 수술은 그렇게 간단치 않다. 그것은 가장 간단한, 즉 가장 바람직한 이상적인 수술을 상정할 때의 이야기일 뿐이다. 1833년 5월 2일, 레이바르가 행한 최초의 대장절제수술이 바로 그런 경우였다. 이 수술은 성공적이었지만, 그 후의 모든 시도들, 개를 대상으로 한 시도까지 모두 실패로 끝났고, 그리하여 이 방법은 포기되고 만다.

레이바르의 수술은 그 후 이상적인 대장절제수술이 되었다. 하지만 이 이상은 그 후 100여 년이 넘도록 순전히 이론에 머물렀다. 현실은 이상과 달랐던 것이다. 여기에는 여러 가지 이유가 있었고, 그 이유들을 열거하는 것만으로는 기술을 완전히 익히기까지 얼마나 힘들었을지 이해하기가 어려울 것이다. 기술의 습득과 진보 하나하나가 끈기 있는 노력과 수많은 실패를 대가로 하여 이루어진 것들이다.

첫째, 대장을 절개하는 행위 자체가 세균 감염의 위험이 높은 감염 경로를 열게 된다. 세균은 즉시 뱃속으로 들어가므로 화농(化膿) 중지 처리도 도움이 되지 않아 감염증 발병을 피할 수 없다.

둘째, 대장의 절제는 남은 조직의 혈관 분포에 이상을 초래하게 된다. 혈액이 도달하지 않게 된 부분은 괴사를 일으킨다. 역시 실패는 피할 수 없는 운명인 것이다. 그러므로 대장을 해부학적으로 연구하여 대장의 혈관 분포가 어떻게 구성되어 있는지에 관해 가능한 한 상세하게 조사할 필요가 있었다. 이를 통해 자르면 안 되는 부위라든가 소장의 일부를 포함하여 동시에 절제할 필요가 있는 부위가 명백해져야 하는 것이다.

셋째, 봉합 부위는 수술 며칠 뒤에 다시 봉합해야 했는데, 이는 초기의 대장 수술에서는 피할 수 없는 일이었다. 대장은 부풀고 부종이 생기고 마비된다. 그리하여 내용물의 통과에 지장이 초래될 뿐 아니라, 봉합이 일부 헐거워지고 틈이 벌어질 수 있다. 장의 그러한 분리는 외과의에겐 악몽에 다름 아니다.

　이상이 가장 중요한 문제점들로서, 이 정도만으로도 초기의 수술이 실패할 수밖에 없었던 이유는 충분히 설명된다. 가장 비극적인 점은 세균 감염의 위험이 극도로 높은 대장을 절개해야만 한다는 데에 있었다. 그래서 사람들은 어떻게든 대장을 복부 바깥에서 절개하고자 했다. 대장이 폐색되어 있을 때는 그 부위는 건드리지 않고 그보다 상류 쪽에서 장을 밖으로 끌어내는 것으로 만족했다. 지난 세기에 뒤퓌트랑이 제안한 바 있는 인공항문이 만들어졌다. 그러다 나중에는 문제가 되는 복통 부위를 절제하기로 했으나, 이 경우 대장을 미리 바깥에 꺼내놓고 시술했다. 대장은 복부 바깥으로 드러내지고 복부를 닫은 뒤에야 절개되고 절단되었다. 봉합은 그러고 나서 한참 뒤 복부 바깥에서 행해졌다.

　하지만 이런 식의 방법은 임시변통에 지나지 않았고 여러 모로 만족스럽다고는 할 수 없는 것이었다. 대장의 절제와 봉합은 본래의 위치에서, 하지만 시대착오적이 아닌 방법으로 행해야만 했다. 그러자 이번에는 신중을 기한 나머지 어마어마한 수술이 행해지게 되었다. 대장관의 새로운 경로를 조성하고서 수술이 행해졌던 것이다.

　문합(관상 기관의 접합)부는 가능한 한 넓게 잡았고, 여기에 고무관을 통과시켜 부패성 가스를 밖으로 배출했다. 봉합점과 봉합면의 수를 크게 늘려 봉합을 훨씬 더 견고하게 하고 물이 새어나오지 않게 했으며, 복막의 주변 조직들로 이를 더 강화했다. 봉합 부위는 복공 속으로 들어가지 않도록 복막의 주름 속에 감추었다. 가제와 배농관을 자주 사용하여 감염을 예방하거나 적어도 아주 초기에 그 증상을 발견하고자 했다. 마지막으로는 이 새로운 경로에 항문의 배설 기능을 보존하여 장의 내용물이 문합 부위를 관통하지 않게 했다.

이런 연구와 시도와 모색은 구체적인 결실을 맺기에 이르렀다. 1939년에는 대장절제술이 널리 성공적으로 행해졌다. 또한 다른 몇 가지 수술 방법들이 완성되었고 갖가지 새로운 기술들이 결실을 맺어, 외과의는 자신이 좋아하는 방식을 선택하여 사용할 수 있게 되었다. 하지만 환자는 연이은 두세 차례의 수술을 견뎌내야 했으며, 인공항문의 불편을 감내하지 않으면 안 되었다. 의사 역시 그런 불편은 이해하지만 인공항문을 떼는 것은 주저하는 경우가 많았다. 레이바르의 수술은 아직도 유토피아에 있었고, 몇몇 대담한 의사들이 시도를 했지만 결과는 참담했다.

하지만 지난 20년 동안 사정은 완전히 변했다. 점진적으로 그러한 조심스런 조치들을 하나하나 없애나간 것이다. 봉합 부위를 복막의 주름 아래 감추는 일이 점차 없어졌고, 인공항문을 붙이지 않는 경우도 많아졌다. 봉합 자체도 간결해져 한 바퀴 세밀하게 꿰매는 것만으로 끝내게 되었다. 더욱이 자동 봉합기구를 사용하여 훨씬 확실하게 꿰맬 수 있게 되었다. 또한 복부에 고인 액을 빈번하게 배농할 필요도 없어졌다.

대체 무슨 일이 있었던 걸까? 단지 앞에서 서술한 새로운 치료

무기들이 하나씩 속속 등장했을 뿐이다. 항생제 덕분에 수술 전후에 대장의 내용물을 소독할 수 있게 되었고, 또 다른 항생물질을 사용하여 복막의 무서운 2차 감염을 방지할 수 있게 되었다. 또 몇몇 수단의 도움을 빌어 대장을 수술 전에 비우거나 그 후 바로 꽉 차지 않도록 하고, 정확한 배설을 촉진하는 일이 용이하게 되었다. 수혈이라든가 소생술을 통해, 환자에게 영양을 공급하기도 하고 인공적으로 생물학적 균형 상태를 유지할 수도 있게 되었다. 이렇게 하여 복공 내의 대장절개수술이 야기하던 비극과 위험이 사라져갔다. 수술이 간단해지고 성공률이 높아졌으며, 동시에 환자에게는 안전성이 증가되었을 뿐만 아니라 한결 편하게 수술을 받게 된 것이다.

  이와 유사한 예를 우리는 다른 수술들을 통해 살펴볼 수도 있다. 이를 테면 자궁 수술(절제하고 남은 자궁을 집게로 집어 복부 바깥으로 꺼내놓아야 했던 때가 그리 먼 과거의 일이 아니다)이라든가 수담관(輸膽管)* 수술 등이 이와 유사한 변천 과정을 거쳤다. 그러나 다시 한 번 말하지만 완전한 명세표를 작성하기란 불가능하다. 더욱이 명세표는 일시적인 것일 수밖에 없다. 진보는 지금도 계속되고 있는 것이다.

---

* 척추동물의 간과 장을 잇는 관. 담관이라고도 한다. 간의 분비물인 쓸개즙이 이곳을 통과하여 십이지장으로 나간다.

3. 전문화

수술 방법의 이러한 다양화가 결국 외과의들로 하여금 전문화를 꾀하게 했으리라는 점을 우리는 어렵지 않게 생각할 수 있다.

물론, 수술 도구들을 잘 갖추지 못한 나라들에서는 예산상의 이유로 수술 방법들이 제한되어 있다. 더욱이 그런 나라들에서는 외과의들의 수도 많지 않다. 외과의를 양성하는 데는 시간도 많이 걸리고 돈도 많이 들기 때문이다. 그래서 그들은 깊기보다는 넓은 지식을 습득해야 한다. 그들이 바로 진정한 일반 외과의들인 것이다.

하지만 기술이 고도로 발달한 나라들에서는 지식 보따리가 너무 커서 전문화가 불가피하다. 이런 나라들에서는 일반 외과의들에게 어떤 지위가 여전히 남아 있을 수 있을지 자문해보지 않을 수 없을 정도이다.

전문화는 해부학적인 부위가 아니라 생리학적 기능에 따라 이루어지고 있다.

이들 전문 분야 각각을 간략하게 살펴본다면 지난 140여 년간 걸어온 길과 현재의 무한한 가능성들에 관해 판단할 수 있을 것이다.

'소화기 외과'는 병든 기관들의 절제를 전문으로 한다. 수술 기술상의 난관이 거의 극복되어 소화기관에서나 그 부속 기관에서 절제할 수 없는 부위는 없어졌다. 절제한 기관의 재건이 불가피한 경우에는 이를 테면 식도를 위나 장의 일부로 대용시키는 등의 고난도 수술의 도움을 빌릴 수 있게 되었다. 소화기관의 수술에 따르는 위험은 앞에서 대장절제수술의 예를 통해 살펴보았듯이 소생술이라든가 외과 기술의 진보에 의해 현저하게 감소되었다.

'산부인과'도 절제를 목적으로 하는 외과였으나 내시경이나 수술용 현미경 덕분에 점차 수복(修復) 기술 쪽으로 방향을 전환하고 있다. 이 기술들은 특히 난관이 통과(通過)성을 유지할 수 있게 하는 난관 수복을 가능하게 하고 있다.

'비뇨기과' 역시 같은 방향으로 나아가고 있다(예를 들면 방광을 완전히 적출한 후 새로운 대용 방광을 만드는 것). 15년 전부터 신장 이식이 가능해졌다는 사실과, 지금은 여러 나라들에서 널리 행해지고 있다는 사실을 덧붙이기로 하자(지금은 국제신장은행까지 생겨났다).

'뇌(惱)외과'는 아직까지는 여전히 한정되어 있다. 취급 대상 기관이 복잡하고 생사에 직결된 부분이기 때문이다. 두부의 외상성(外傷性) 질환을 치료하는 것 외에, 뇌의 절제는 수술 후 후유증 문제가 커서 아무래도 한계가 있다. 그런 까닭에 이 분야에서는 냉동 수술(극저온에서 행해진다), 현미경을 사용하는 미세 수술, 스테레오-탁식 수술(뇌의 손상 부위를 미리 입체적으로 계측해서 효율성을 높여 행하는 수술 기법), 레이저 광선을 이용한 수술 등, 매우 제한적인 외과 행위를 가능하게 하는 모든 기술들이 널리 사용되고 있다.

'심장외과'는 마지막으로 탄생한 전문 분야다. 이 분야는 1939년에 탄생했지만 본격적으로 개시된 것은 1956년부터라고 할 수 있다. 바로 그 해에 체외 순환장치 덕택에 심장을 여는 수술이 가능해졌기 때문이다. 심장의 작은 판이 달린 모든 구멍들이 인공의 물건으로 대체될 수 있게 되었으며, 그 가운데 일부는 벌써 20년 이상 제 기능을 발휘하고 있다.

관상동맥이 아테롬*에 의해 막혔을 경우도 마찬가지다. 선천성 심장병 대부분이 치료 가능해져서 아주 이른 시기, 즉 생후 몇 개월이나 몇 살이 되지 않은 시점에 수술을 해버리는 경향이다. 심장에 결함이 있는 신생아들 중에는 생후 몇 시간 안에 수술을 받는 경우도 있고, 출생 전인 자궁 내의 태아에 대한 수술까지 고려되고 있을 정도이다.

'혈관외과' 역시 혈관을 합성물질(가장 많이 이용되고 있는 재료는 데이크론**이다)로 대체할 수 있게 되면서부터 현저한 진보를 이루었다. 또한 현미경을 이용한 미세 수술에 의해 혈관의 봉합수술도 비약적으로 진보했다. 현미경 아래에서 직경 1밀리 이하의 혈관도 연결할 수 있게 된 것이다. 이로써 절단된 손가락이나 손발을 원래대로 되돌리는 일도 가능하게 되었다. 이 분야의 수술에는 특히 중국의 외과의들이 뛰어난 솜씨를 발휘하고 있다.

---

* 혈관내에 쌓인 지방질 물질.
** 양털과 비슷한 폴리에스테르계 합성 섬유의 하나. '데이크론'은 미국 뒤퐁 사의 제품명이며, 영국에서는 테릴렌, 프랑스에서는 테르갈이라고 한다.

'정형외과' 역시 합성물질에 크게 의존하고 있다. 지금은 세밀하게 선별된 재료들을 사용하여 대퇴부 관절이나 무릎 관절을 완전히 교체할 수도 있게 되었다. 특히 인공 대퇴부 관절은 현재 완벽하게 시술될 수 있는데, 아흔 살이 넘은 노인에게도 별다른 위험 없이 행할 수 있고 환자를 견디기 어려운 통증에서도 해방시킬 수 있게 되었다.

'종양외과' 역시 매우 중요하다. 종양을 치료하는 가장 좋은 방법은 제거해버리는 것이다. 이는 양성 종양이나 악성 종양이나 암에 대해서도 마찬가지다. 하지만 암의 경우는 외과만의 영역에 머물지 않는다. 이 경우는 방사선 요법이나 화학 요법 등의 치료법을 병행해야 한다. 악성 종양에 대해서는 케이스에 따라 세 가지 방법(수술, 방사선 요법, 화학 요법)을 적절히 조합해서 치료가 진행된다. 하지만 종양에 관한 인식이 진보함에 따라 이 분야에서 외과학이 할 수 있는 역할은 점점 줄어들 수밖에 없을 것으로 예측할 수 있을 것이다.

미래 – 마취의 발견 이전이나 파스퇴르와 리스터의 등장 이전까지만 해도 외과학이 다룰 수 있었던 것은 극히 간단한 수술, 극히 짧은 시간 안에 끝낼 수 있는 몇몇 수술들에 한정되었다.

그 후 외과학은 끊임없이 완성을 향해 나아가면서 점점 더 복잡해졌다. 또한 그렇게 복잡해지면서 외과학은 생화학, 약리학, 현미경(검사와 수술), 플라스틱 공업, 정보과학 등의 다양한 기술들의 도움을 빌리게 되었다.

  이런 과정은 불가피한 것인 동시에 바람직한 것이기도 했다. 외과학의 유일한 목적은 환자의 무거운 짐을 가볍게 하는 것인 만큼, 이러한 진보에 브레이크가 걸려서는 안 되기 때문이다.

  하지만, 그리하여 점점 더 비용이 많이 들게 된 것도 사실이다. 현재 외과센터를 조직하고 현대화하고, 현 시점에서 가능한 모든 의료 서비스를 제공하는 수준으로 운영해나가기 위해서는 여러 가지 사회·경제적인 사항들을 고려해야만 한다. 이제는 사회·경제적인 문제가 외과라는 이 아름다운 직업의 실천을 점점 더 무겁게 짓누르기 시작하고 있다.

이 책을 쓴 **클로드 달렌**은 프랑스의 심장외과의이다. 임상외과의로 활동하면서 『외과학의 역사』, 『심장외과』 등의 책을 썼다.

이 책을 우리말로 옮긴 **김병욱**은 프랑스 사부아 대학에서 문학박사학위를 받았다. 현재 성균관대 인문과학연구소 선임연구원으로 활동하며 강의 및 번역을 하고 있다. 옮긴 책으로는 밀란 쿤데라의 『불멸』, 『느림』, 에드위 플레넬의 『정복자의 시선』, 크리스티앙 자크의 『이집트 여행』, 베르나르 앙리 레비의 『머리 속의 악마』, 『아메리칸 버티고』, 가스통 바슐라르의 『불의 정신분석』, 디디에 데냉크스의 『파리의 식인종』 외에 다수가 있다.

처음 만나는 외과학의 역사

지은이 _ 클로드 달렌
옮긴이 _ 김병욱
만든이 _ 위정훈
펴낸이 _ 강인수
펴낸곳 _ 도서출판 **파피에**

초판 1쇄 발행 _ 2009년 3월 4일

등록 _ 2001년 6월 25일 (제300-2001-137호)
주소 _ 110-051 서울시 종로구 내수동 74 광화문시대 1309호
전화 _ 02-733-8668
팩스 _ 02-732-8260
이메일 _ papier-pub@hanmail.net

ISBN 89-85901-55-0 03510

잘못 만들어진 책은 바꾸어 드립니다.
값은 뒷표지에 있습니다.